AF620223

ATLAS
D'OPHTHALMOSCOPIE MÉDICALE
ET
DE CÉRÉBROSCOPIE

Td 88 395

OUVRAGES DU MÊME AUTEUR

1° **Hygiène de la première enfance**, Guide des mères pour l'allaitement, le sevrage et le choix de la nourrice chez les nouveau-nés. — *Sixième édition*. Paris, 1874. 1 vol. in-12 de 496 pages.

2° **Traité pratique des maladies des nouveau-nés, des enfants à la mamelle et de la seconde enfance.** — *Sixième édition*. Paris, 1873. 1 vol. in-8 de 1092 pages. — *Couronné par l'Institut.*

3° **Nouveaux éléments de pathologie générale, de séméiotique et de diagnostic.** — *Troisième édition*. Paris, 1875. 1 vol in-8 de 1312 pages, avec 282 figures d'anatomie pathologique générale.

4° **Histoire de la médecine et des doctrines médicales.** Leçons faites à l'École pratique de la Faculté de médecine. — *Deuxième édition*. Paris, 1872. 2 vol. in-8°.

5° **Traité des signes de la mort** et des moyens de ne pas être enterré vivant. — *Deuxième édition*. Paris, 1874, 1 vol. in-18 de 468 pages. — *Couronné par l'Institut et par l'Académie de Médecine.*

6° **De la vie et de ses attributs**, dans leurs rapports avec la philosophie et la médecine. — *Deuxième édition*. Paris, 1876. 1 vol. in-18.

7° **Du Nervosisme et des Maladies nerveuses.** — *Deuxième édition*. Paris, 1876, 1 vol. in-8° de 445 pages.

8° **Du diagnostic des maladies du système nerveux par l'ophthalmoscope.** Paris, 1865, 1 vol. in-8, avec 10 figures et un atlas de 24 figures chromolithographiées par l'auteur.

9° **Dictionnaire de médecine et de thérapeutique médicale et chirurgicale**, comprenant le résumé de la médecine et de la chirurgie, les indications thérapeutiques, de médecine opératoire, les accouchements, l'oculistique, l'odontechnie, les maladies des oreilles, l'électrisation, la matière médicale, les eaux minérales, et un formulaire pour chaque maladie. — Ouvrage en collaboration avec A. Desprès. — *Deuxième édition*. Paris. 1872, 1 vol. grand in-8 sur deux colonnes, avec 614 figures intercalées dans le texte.

PARIS. — IMPRIMERIE DE E. MARTINET, RUE MIGNON, 2.

ATLAS
D'OPHTHALMOSCOPIE MÉDICALE

ET

DE CÉRÉBROSCOPIE

R.F.

MONTRANT

CHEZ L'HOMME ET CHEZ LES ANIMAUX

LES LÉSIONS DU NERF OPTIQUE, DE LA RÉTINE ET DE LA CHOROÏDE
PRODUITES
PAR LES MALADIES DU CERVEAU, PAR LES MALADIES DE LA MOELLE ÉPINIÈRE
ET PAR LES MALADIES CONSTITUTIONNELLES ET HUMORALES

PAR E. BOUCHUT

Médecin de l'hôpital des Enfants malades; Professeur agrégé de la Faculté de médecine
Officier de la Légion d'honneur; Chevalier de SS. Maurice et Lazare; Chevalier d'Isabelle la Catholique
Commandeur de Charles III

« Voir dans l'œil ce qui se passe dans le cerveau. »

QUATORZE PLANCHES EN CHROMOLITHOGRAPHIE COMPRENANT 137 FIGURES

ET 19 FIGURES INTERCALÉES DANS LE TEXTE

PARIS
LIBRAIRIE J.-B. BAILLIÈRE ET FILS
RUE HAUTEFEUILLE 19

Londres	Madrid
BAILLIÈRE, TINDALL AND COX	CARLOS BAILLY-BAILLIÈRE
KING WILLIAMS STREET, 20	PLAZA TOPETE, 8

1876

Tous droits réservés

PRÉFACE

Montrer qu'il existe au fond de l'œil des lésions du nerf optique, de la rétine et de la choroïde visibles à l'ophthalmoscope, et qui correspondent aux maladies des méninges, du cerveau, de la moelle épinière, à certaines altérations du sang ou avec la cessation de la vie, tel est le but de cette publication.

On y trouvera cent trente-sept figures coloriées représentant les principaux types des images ophthalmoscopiques à utiliser en médecine, et, de plus, dans le texte, un certain nombre de figures relatives à l'histologie de ces différentes lésions.

De pareils faits placent l'ophthalmoscopie au premier rang des méthodes d'exploration à employer par le médecin, et on peut dire, sans exagération, qu'elle est pour les maladies du cerveau et de la moelle épinière, ce que la percussion et l'auscultation sont pour les maladies de la poitrine.

Par elle, il est désormais possible de voir dans l'œil ce qui se passe dans le cerveau. Ce sera pour le diagnostic des maladies nerveuses un progrès considérable.

Janvier 1876.

E. BOUCHUT.

TABLE DES MATIÈRES

OPHTHALMOSCOPIE MÉDICALE

ET

CÉRÉBROSCOPIE

« Voir dans l'œil ce qui se passe dans le cerveau. »

INTRODUCTION

Le fond de l'œil suffisamment éclairé est le seul endroit du corps où, sans mutilation et à travers la transparence de la cornée et du cristallin, on puisse voir distinctement dans leur disposition normale un nerf, une membrane nerveuse et vasculaire, des artères et des veines, dont les lésions sont d'autant plus importantes à étudier qu'elles peuvent servir à faire reconnaître les lésions du cerveau et de la moelle, ainsi que différents états pathologiques de l'individu.

Dans les artères de la rétine existe une contractilité qui est en rapport : soit avec la contractilité générale, soit avec l'état du nerf optique d'où elles sortent, ce qui fait qu'elles peuvent paraître plus nombreuses, ou devenir invisibles, ou enfin être le siége de battements anormaux.

Les veines peuvent changer d'apparence, être tortueuses, dilatées, variqueuses, obstruées ou rompues, entourées d'hémorrhagies, et trahir un barrage voisin dû à un obstacle de la circulation cérébrale ou cardiaque.

Dans le nerf optique gonflé, vascularisé, œdématié, atteint de sclérose ou d'atrophie, se révèle une altération de la substance nerveuse cérébrale dont il émane et où il prend racine.

Dans la rétine, membrane nerveuse, se montrent de l'infiltration séreuse péri-papillaire, des hémorrhagies, de la sclérose et surtout de la stéatose en plaques ou en nodules qui sont en rapport avec certaines lésions de l'encéphale.

Dans la choroïde, enfin, membrane toute vasculaire, se montrent une hypérémie, une anémie, une atrophie variables et des productions morbides qui révèlent différentes diathèses, notamment la syphilis et la scrofule, et c'est là seulement que le médecin peut voir des *tubercules vivants* qui naissent et grandissent en quelque sorte sous ses yeux, alors que d'habitude il ne les peut observer que sur le cadavre.

Tant de faits, si nouveaux et si curieux, seraient-ils inutiles à étudier et n'auraient-ils dans les caractères si variés qu'ils présentent aucune importance pour le diagnostic des maladies en général et pour le diagnostic des affections cérébro-spinales ou nerveuses en particulier? Je ne le pense pas. Par suite d'un mauvais vouloir qu'expliquent à la fois l'ignorance et l'envie, quelques médecins ont essayé de le soutenir. Ce sont là des efforts impuissants. On n'arrête pas le progrès. En présence des faits si multipliés que l'observation apporte chaque jour, l'évidence éclate autour de ces recherches nouvelles acceptées à l'étranger, et je me félicite de plus en plus de les avoir entreprises.

Tous ces résultats, nous les devons à l'emploi de l'ophthalmoscope. Cet instrument, découvert par Helmholtz en 1851, ne doit pas être seulement à l'usage des oculistes. Le médecin doit aussi s'en servir, comme d'un moyen d'exploration dans la médecine usuelle et dans la chirurgie, au même titre qu'on emploie le stéthoscope de Laennec, le plessimètre de Piorry, le laryngoscope de Czermak, le spéculum de Récamier, etc. Les progrès du diagnostic moderne sont presque tous dus à l'emploi des moyens physiques d'exploration, et je veux faire par l'*ophthalmoscopie médicale* pour le diagnostic des maladies du cerveau, c'est-à-dire par la *cérébroscopie*, ce que Laennec a réalisé pour le diagnostic des maladies du cœur et des poumons à l'aide de l'auscultation.

Cet atlas d'*ophthalmoscopie médicale* est le résultat de quatorze années de recherches cliniques à l'hôpital des Enfants malades sur les jeunes sujets de cet hôpital, à l'hospice de Bicêtre ou à l'hôtel des Invalides chez les vieillards, et enfin d'expériences sur les animaux, destinées à établir ce fait, que des mutilations cérébrales faites chez les chiens et chez les lapins reproduisent dans l'œil des lésions analogues à celles que l'on observe chez l'homme atteint de maladies cérébro-spinales. Il a pour base l'analyse de huit cents observations personnelles, et il est le développement de mes recherches premières publiées en 1862. Il complète mon livre *Sur le diagnostic des maladies du système nerveux par l'ophthalmoscope*[1]. Son étude sera d'autant plus instructive, que le médecin se sera tenu mieux au courant de mes idées par la lecture de ces premiers travaux.

Jusqu'en 1862, date de publication de mes premières recherches, il est peu de médecins qui se doutassent des résultats importants que l'ophthalmoscopie pouvait rendre au diagnostic des *maladies aiguës* des méninges, de la moelle épinière et du cerveau. On ne s'était jamais occupé du rapport des lésions intra-oculaires et des *maladies aiguës* cérébro-spinales. Quelques oculistes, consultés pour des troubles visuels symptomatiques de la glycosurie ou de tumeurs cérébrales chroniques, avaient signalé l'existence d'une névro-rétinite produite par ces maladies, mais si ces faits isolés pouvaient faire pressentir l'utilité de l'ophthalmoscopie médicale, ils n'indiquaient en rien la corrélation que j'ai établie entre les lésions névro-rétiniennes ou choroïdiennes et la méningite, l'encéphalite, l'hémorrhagie cérébrale, le ramollissement, la contusion du cerveau et les autres maladies aiguës de cet organe.

La généralisation du rapport qui existe entre les lésions intra-oculaires et les maladies méningées, cérébrales et spinales, aiguës ou chroniques, sans troubles visuels, ainsi qu'avec les diathèses scrofuleuse et autres, m'appartient, je crois, tout entière. — Les nombreuses recherches cliniques auxquelles je me suis livré depuis quatorze ans, l'étude histologique que j'ai faite des lésions du nerf optique, de la rétine et de la choroïde, enfin, la détermination des différentes lois qui président au développement de ces lésions intra-oculaires, sont la preuve de l'importance que j'attache à cette étude encore peu connue et dont l'utilité s'affirme davantage de jour en jour.

Je vais dire d'abord quel était l'état de la science lorsque j'ai pensé que, en recherchant au fond de l'œil les signes ophthalmoscopiques de toutes les maladies aiguës ou chroniques des méninges, de la moelle épinière et du cerveau, on pourrait éclairer le diagnostic des maladies du système nerveux.

Une fois ce point de départ loyalement fixé, on verra où j'en suis arrivé personnellement par ces recherches d'ophthalmoscopie médicale.

Dans cette étude des lésions du nerf optique produites par les maladies du

1. Paris, 1865.

cerveau, il faut séparer ce qui précède la découverte de l'ophthalmoscope et ce qui la suit.

1° ÉTUDE DES ALTÉRATIONS DE L'ŒIL DANS LES MALADIES DU CERVEAU ET DE LA MOELLE, AVANT L'APPARITION DE L'OPHTHALMOSCOPE.

Avant la découverte de l'ophthalmoscope, la corrélation qu'il faudra désormais établir entre les altérations du nerf optique et les maladies du cerveau et de la moelle épinière ou des nerfs crâniens était déjà un peu connue. Dans tous les traités de pathologie ou d'oculistique, il y a un chapitre consacré aux amauroses cérébrales, aux amauroses suite de plaie du sourcil, et aux amauroses spinales. — Hippocrate lui-même a signalé le fait des amauroses après les plaies du sourcil... « *Les blessures qui portent sur le sourcil et un peu au-dessus obscurcissent la vue*[1]. » Ce fait, reproduit par Valsalva, Camerarius, Morgagni, se retrouve partout.

Th. Bonet[2] indique : les obstructions des veines et des artères du nerf optique ; la compression des nerfs optiques dans l'intérieur du crâne par des tumeurs, par des kystes remplis d'eau, par des concrétions pierreuses ; la présence de tumeurs entre le cerveau et le cervelet, de tumeurs dans la substance du cerveau lui-même. Morgagni, qui reproduit ces observations [3], en ajoute d'autres qui sont identiques et qui sont devenues la base de cette tradition médico-chirurgicale, que toutes maladies du cerveau et de l'intérieur du crâne peuvent, par compression ou autrement, déterminer l'amaurose et l'atrophie du nerf optique.

De nos jours, la même idée se retrouve exprimée par Ph. Bérard aîné [4], à l'occasion d'une tumeur tuberculeuse des lobes cérébraux antérieurs, ayant produit l'atrophie des nerfs optiques ; en 1827, dans une observation de Hutin [5] ; en 1834, dans une observation de Teissier [6] ; en 1835, dans un fait de Godin ; en 1837, dans un fait de Parise ; en 1840, par des observations de Kilgour[7] ; par Cruveilhier [8], pour un fait d'hydrocéphalie, etc.

1. Hippocrate, Prénotions coaques, sect. 3. Trad. Littré. Paris, 1846, tome V, p. 699.
2. Th. Bonet, *Sepulchretum*. Genève, 1700.
3. Morgagni, *De sedibus et causis morborum*. Patavii, 1765. *Treizième lettre.*
4. Bérard, thèse.
5. Hutin, *Bulletins de la Société anatomique*, 1827.
6. Teissier, *Bulletins de la Société anatomique*, 1834.
7. Kilgour, *Annales d'oculistique*, 1840.
8. Cruveilhier, *Anatomie pathologique*. Paris, 1830-1842.

Plus ou moins nettement formulée par les anatomo-pathologistes et quelques médecins, la connaissance des amauroses d'origine cérébrale existait donc longtemps avant l'apparition de l'ophthalmoscope, et l'emploi de cet instrument n'est pour rien dans la découverte de la coïncidence des atrophies du nerf optique et des lésions du cerveau.

2° ÉTUDE DES ALTÉRATIONS DE L'ŒIL PAR LES MALADIES DES MÉNINGES, DU CERVEAU ET DE LA MOELLE, APRÈS L'APPARITION DE L'OPHTHALMOSCOPE.

L'usage de l'ophthalmoscope a permis de reconnaître et d'affirmer pendant la vie l'existence de l'atrophie du nerf optique, jusqu'alors constatée après la mort. Voilà le progrès, et ce progrès on le doit à Desmarres père[1] et à Sichel, les premiers qui, en 1859[2], aient signalé, au moyen de l'ophthalmoscope, l'infiltration et l'atrophie du nerf optique à la suite de sa compression par les tumeurs cérébrales.

Une affirmation du même genre, relative aux tumeurs cérébrales seulement, fut produite, en 1860, par Stellwag von Carion[3].

Ogle, en 1860, rapporta aussi[4] deux observations de tumeur du cerveau ayant produit l'atrophie du nerf optique. Mais ces premières affirmations ne concernent que les tumeurs cérébrales chroniques et nullement la méningite aiguë, l'hémorrhagie cérébrale, la myélite et les maladies aiguës du cerveau.

C'est aussi en 1860 que von Graefe publia ses recherches sous le titre : *Des excavations et des saillies de la papille du nerf optique*[5]. Comme on le verra dans cette note, il n'est question que des quatre cas de tumeur cérébrale et d'encéphalite chronique ayant produit des lésions de la papille. Il n'y est nullement question des maladies aiguës des méninges, telles que la méningite, l'hémorrhagie méningée, l'hydrocéphalie, etc., ni des maladies aiguës de la moelle et du cerveau, encore moins de la nécessité de faire de l'ophthalmoscopie un moyen de diagnostic des maladies cérébro-spinales. Afin que personne ne doute de l'exactitude de ce fait, je vais rapporter ici, textuellement, le compte rendu de la communication de von Graefe, extrait des *Mémoires de la Société de biologie :*

1. Desmarres, *Traité des maladies des yeux*, Paris, 1852-1859.
2. Sichel, *Iconographie ophthalmologique*. Paris, 1852-59.
3. Stellwag von Carion, *Traité d'ophthalmologie*.
4. Ogle, *Medical Times*, 1860.
5. De Graefe, *Comptes rendus de la Société de biologie*, 1860, p. 151 à 153.

Sur les excavations et les saillies de la papille du nerf optique, par VON GRAEFE.

Les excavations qui se forment au niveau de la papille du nerf optique ne reconnaissent pas toutes une même origine. Tantôt elles dépendent, comme cela à lieu dans la glaucome, de l'excès de la pression intra-oculaire, tantôt elles résultent directement d'une atrophie des fibres nerveuses de la papille. Il est important de distinguer par la forme de la papille, même l'une de l'autre, ces deux espèces d'excavations, puisque, dans les cas très-chroniques de glaucome, les autres symptômes, qui prouvent un excès de pression intra-oculaire, peuvent être réduits à un minimum, et que c'est exclusivement à cette espèce que se rapporte l'efficacité des procédés opératoires. On peut constater en effet entre les deux espèces une différence de forme. La pression intra-oculaire agit non-seulement perpendiculairement à la surface de la papille, mais celle-ci est aussi refoulée dans le sens latéral, d'où résulte qu'en pareil cas l'excavation prend la forme d'une cupule, et présente des bords comme taillés à pic (quelques fois même creusés à la base), alors même que la profondeur n'en est pas très-considérable. Les excavations de la deuxième espèce ont des bords moins tranchés, une pente plus douce, et se confondent par conséquent, sans transition marquée, avec le niveau général de la rétine. A cette différence dans la forme des deux ordres d'excavations qui a été démontrée par les recherches de Henri Müller, correspondent des caractères ophthalmoscopiques bien nettement tranchés. Ainsi, lorsqu'on promène devant l'œil un verre convexe, de manière à lui donner un effet prismatique de plus en plus fort, on observe que le mode de déplacement du fond de l'excavation de la papille n'est pas le même dans les deux cas. Dans les excavations glaucomateuses, tout le fond de la papille se déplace contre le plan de la rétine adjacente. Dans les cas d'excavations atrophiques, le déplacement est beaucoup moins brusque et presque nul pour les parties périphériques de la papille. De plus, les vaisseaux subissent aux bords de l'excavation glaucomateuse une déviation soudaine qui ne s'observe pas dans l'excavation par atrophie. On rencontre dans les cas de la première espèce toujours hypérémie circonscrite dans les veines rétiniennes, immédiatement au delà du bord de l'excavation glaucomateuse, le pouls de l'artère, soit spontané, soit provoqué par une pression très-douce du globe, ce qui n'existe jamais dans les excavations atrophiques.

On avait longtemps, par une singulière erreur optique, regardé les excavations comme des saillies. Depuis que M. de Graefe a signalé cette erreur, les méthodes se sont beaucoup perfectionnées, de manière qu'aujourd'hui l'on n'est pas seulement sûr du sens dans lequel la papille a changé de niveau, mais on peut aussi déterminer approximativement le degré d'une excavation et d'une saillie. Il existe en effet des saillies de la papille, qui cependant ont été beaucoup moins étudiées jusqu'à ce temps, et dont la présence a une relation très-importante avec des maladies siégeant hors de l'œil. Il y a plus de trois années, M. de Graefe vit chez lui un malade qui était hémiplégique du côté droit et atteint d'une paralysie de la septième paire droite, dément en grande partie, sujet à des convulsions épileptiformes et affecté en outre de cécité complète, avec dilatation prononcée des pupilles. L'ophthalmoscope montrait la papille du nerf optique bombée, formant une saillie irrégulièrement hémisphérique. La substance paraissait opaque, très-rouge et parsemée çà et là de foyers apoplectiques. Les veines étaient fortement remplies, tortueuses, se cachant en partie dans le tissu opaque et rouge, mais seulement dans une étendue de quelques millimètres. Cette opacité devait naturellement cacher l'anneau choroïdien, de manière que la papille avait perdu ses limites ordinaires. Le malade ayant succombé immédiatement après un accès épileptiforme, on trouva ce qu'on avait soupçonné, savoir : une tumeur dans l'hémisphère gauche. Les troncs des nerfs optiques étaient sains, mais les deux papilles et surtout celle du côté de la tumeur étaient affectées d'une infiltration gélatineuse avec gonflement des éléments du tissu cellulaire interstitiel. Les mêmes phénomènes ophthalmoscopiques de la papille ont été rencontrés dans trois autres cas, où, comme dans le précédent, une tumeur intra-cérébrale avait comprimé et aplati le cerveau. Les analyses, faites en partie par M. Virchow, en partie par M. Schweigger, ont fourni des résultats analogues pour les changements de la papille. Dans deux de ces cas, la maladie était assez ancienne, la saillie de la papille et l'engorgement des vaisseaux avaient en conséquence diminué, mais l'hypertrophie et la condensation du tissu cellulaire étaient plus prononcées, ainsi que l'atrophie des éléments nerveux.

Les caractères ophthalmoscopiques de l'affection en question se distinguent des rétinites par la concentration des phénomènes sur la papille elle-même, par la coloration de celle-ci en rouge très-prononcé et par la restriction de l'opacité au pourtour de la papille et à la cavité des fibres.

La coïncidence de cette affection avec les tumeurs du cerveau étant constatée quatre fois, il s'agissait de trouver le lien entre les deux altérations. Comme l'examen microscopique n'avait démontré dans les papilles elles-mêmes aucun élément analogue à ceux de la substance des tumeurs, mais simplement de l'hypérémie, de l'infiltration séreuse avec gonflement du tissu cellulaire, et comme d'un autre côté il y avait toujours dans le crâne les signes d'une pression très-exagérée, M. de Graefe pense que c'est un lien très-indirect qui explique la causalité, savoir : l'hypérémie mécanique qui provient de la compression des sinus caverneux, et qui produit la dilatation de vaisseaux veineux et une infiltration oedémateuse.

Il paraît d'abord étrange que ces phénomènes se limitent si nettement à la papille elle-même. Ceci pourrait cependant s'expliquer par les conditions anatomiques dans lesquelles la papille se trouve resserrée par l'anneau sclérotidien peu dilatable ; elle peut être sujette à une espèce d'incarcération, dès que l'accumulation de sang et la transsudation de sérum ont atteint un certain degré. Déjà l'expérience a démontré à M. de Graefe que la même affection de la papille optique se rencontre à un degré moins prononcé et avec certaines modifications dans les cas où le siége de la pression n'est pas dans le cerveau, mais à la base du crâne ou dans l'orbite.

Ces résultats, tout en plaidant pour l'explication donnée, imposent des réserves pour les conclusions du diagnostic. La saillie de la papille mentionnée ne peut pas être prise pour un signe pathognomonique d'une tumeur du cerveau ; elle peut cependant très-bien contribuer à poser le diagnostic si les autres symptômes le rendent vraisemblable sans le trancher.

En effet, ce sont, dans la série des maladies intracrâniennes, surtout les tumeurs qui donnent le plus grand excès de pression, et qui, par conséquent, seront les plus aptes à produire l'hypérémie mécanique dont il s'agit.

Il y a d'autres altérations de la rétine et du nerf optique qu'il faut bien distinguer des précédentes, quoiqu'elles aussi se combinent avec des maladies intercrâniennes. Ici la papille n'est pas seule altérée, mais le tronc du nerf lui-même est malade. Il paraît qu'il s'agit d'une névrite descendante. L'ophthalmoscope montre la papille gonflée, il est vrai, mais pas si saillante, surtout pas si rouge, plutôt grise dans le début. L'opacité s'étend beaucoup plus dans la rétine, dont les couches moyennes et externes sont de même envahies, présentant des groupes de points blancs, de plaques blanches, de nombreux foyers apoplectiques, en un mot des altérations très-semblables à celles que l'on rencontre dans la maladie de Bright. C'est cette forme qui complique les encéphalites, et qui souvent explique la cécité double ou unilatérale qui les accompagne.

Son existence est importante à reconnaître, parce que sans cela on peut attribuer à la paralysie du nerf optique elle-même des conséquences dues à la maladie périphérique. Ainsi, selon M. de Graefe, un foyer apoplectique ou inflammatoire dans un hémisphère du cerveau n'explique jamais par lui-même une cécité double. Il ne peut expliquer par les symptômes paralytiques qu'il provoque qu'une hémiopie mono- ou bilatérale.

S'il y a amaurose complète, soit d'un œil ou des deux, il faut ou bien que le foyer central soit bilatéral ou qu'il y ait quelques complications à la base du crâne, ou enfin que l'affection périphérique mentionnée soit venue se compliquer avec la maladie primitive. Les faits de pathologie bien analysés paraissent, selon M. de Graefe, argumenter strictement en faveur de l'ancienne théorie de Wallaston concernant la semi-décussation des nerfs optiques[1].

Comme on le voit d'après cet exposé textuel de la communication de von Graefe, cet auteur n'a pas eu l'idée d'établir *la loi de coïncidence des maladies du nerf optique et de la rétine, ni de la choroïde, avec les maladies aiguës de la moelle des méninges et du cerveau.* Il n'a fait aucune recherche sur les méningites, sur les hémorrhagies cérébrales, sur le ramollissement du cerveau, ni sur les affections spinales. Du moins il n'en parle nulle part. D'ailleurs où eût-il fait ses recherches, lui, dont le champ d'observation ordinaire était celui d'une spécialité étrangère à la médecine clinique ordinaire ? Von Graefe s'est borné, et c'est un progrès, à indiquer les caractères de la névrite et de la névro-rétinite observée sur quatre cas de tumeur cérébrale produisant l'amaurose et sur quelques cas d'encéphalite chronique dont il n'a pas dit le nombre. De là à considérer l'ophthalmoscope comme un instrument de diagnostic de la méningite aiguë et chronique, des

1. De Graefe, *Comptes rendus de la Société de biologie*, 1860.

maladies de la moelle, des maladies aiguës du cerveau, et des névroses essentielles ou symptomatiques, il y a, ce me semble, une distance considérable. C'est cette lacune que j'ai essayé de remplir par mes recherches publiées en 1862[1].

Le premier article fut publié sous ce titre : *De la méningite étudiée à l'ophthalmoscope*, et dans le second, beaucoup plus longuement développé, ayant le même titre, je m'exprime ainsi :

« Depuis deux mois j'ai eu l'occasion de voir 23 cas de méningite ainsi répartis : 5 en ville dans la clientèle de quelques confrères et les autres dans mon hôpital.

» Dans un cas je n'ai rien trouvé, mais c'était quatre jours avant la mort, et les lésions ont bien pu se produire postérieurement ; ce qui autorise à l'admettre, c'est que dans un cas où la méningite était très-caractérisée, bien qu'il n'y eût pas encore de convulsions, un premier examen ophthalmoscopique ne révéla rien à M. A. Desmarres, et le lendemain le même observateur trouva des lésions très-prononcées.

» Ordinairement l'altération se montre dès le début de la méningite, bien avant la période convulsive.

» Il s'est passé un fait curieux dans le service de mon savant collègue M. Barthez. Chez un enfant soupçonné de méningite, nous avions constaté les altérations caractéristiques, et nous avions conclu à l'existence de la méningite ; mais peu à peu les symptômes cérébraux s'amendèrent, et l'enfant succomba douze jours plus tard à une tuberculisation générale. A l'autopsie, on constata la tuberculisation de la plèvre des poumons, du péritoine et, de plus, on trouva un très-grand nombre de granulations tuberculeuses dans les méninges cérébrales.

» C'était la preuve que l'ophthalmoscope ne nous avait pas trompés. Quelles sont donc les lésions du fond de l'œil observées à l'ophthalmoscope dans la méningite ?

» Ces lésions consistent, d'après les faits que nous avons recueillis jusqu'à ce jour :

» 1° *Dans la congestion périphérique de la papille du nerf optique, avec plaques congestives de la rétine et de la choroïde ;*

» 2° *Dans la dilatation des veines rétiniennes autour de la papille ;*

» 3° *Dans la varicosité et la flexuosité de ces veines ;*

1. Bouchut, *De la méningite aiguë étudiée à l'ophthalmoscope* (*Gazette des hôpitaux* du 16 mai et du 15 octobre 1862)

» 4° *Dans la thrombose de ces veines;*

» 5° *Dans quelques cas, des hémorrhagies rétiniennes par suite de la rupture des vaisseaux veineux.*

» La papille est moins distincte, sa circonférence est comme noyée sous la congestion ambiante.

» Les veines rétiniennes, généralement assez petites dans le champ même de la papille, en raison de la congestion péri-papillaire et de la compression qui en résulte, se dilatent en dehors de cet organe; elles deviennent variqueuses, et à un degré plus avancé flexueuses; le sang paraît s'y arrêter dans certains points, s'y coaguler, et constituer de véritables thromboses; d'autres fois on observe dans la rétine des épanchements sanguins sur le trajet, et surtout à l'angle de bifurcation des veines rétiniennes.

» Après avoir constaté ces faits pendant la vie, nous avons, chaque fois que la chose était possible, enlevé les yeux sur le cadavre et soumis nos résultats au contrôle de M. le professeur Ch. Robin, désirant ainsi apporter dans nos recherches toute la rigueur désirable.

» M. Ch. Robin a confirmé l'existence des altérations signalées plus haut. Il a vu les veines rétiniennes dilatées, flexueuses, renfermant parfois des caillots et parfois rompues pour donner naissance à des épanchements de sang.

» Dans un cas, il a constaté que les tuniques interne et moyenne d'une veine étaient rompues et que la veine, dilatée à ce point par l'accumulation du sang, présentait une sorte d'anévrysme mixte externe.

» Pour terminer, signalons que dans un cas la papille était irrégulière, déformée; qu'une autre fois M. Desmarres a aperçu au fond de l'œil des plaques blanchâtres, comme graisseuses, dont il ne connaissait pas la signification; que dans trois cas l'examen ophthalmoscopique, pratiqué dans les derniers instants qui précèdent la mort, a montré une décoloration, une sorte d'anémie du fond de l'œil, chez des sujets où la congestion rétinienne avait été constatée à des examens antérieurs, avec les caractères indiqués plus haut.

» Cette décoloration est-elle un phénomène terminal qui se montre chez tous les sujets? Nous ne pouvons pour le moment répondre à cette question.

» Peut-on expliquer d'une manière satisfaisante cette congestion des membranes profondes de l'œil dans la méningite? Je vais essayer de le faire. Presque toutes les veines de la choroïde, celles de la rétine, vont se jeter dans le sinus caverneux; que le cours du sang vienne à être entravé dans le sinus de la dure-mère, la circulation veineuse des parties profondes de l'œil en ressentira fortement le contre-coup. Eh bien, c'est ce qui arrive dans la méningite, pendant le cours de laquelle les sinus intracrâniens sont gorgés de sang, et parfois même oblitérés par des caillots, comme nous l'avons constaté plusieurs fois.

» Cette gêne de la circulation veineuse intra-crânienne n'est pas toujours également marquée à droite et à gauche; de là une différence dans le degré de la congestion rétinienne, qui est souvent plus forte d'un côté que de l'autre.

» Quand il y a déformation de la papille, on peut se demander si cela ne viendrait pas de ce que les nerfs optiques sont comprimés au niveau du chiasma par les infiltrations purulentes gélatiniformes si communes en ce point dans la méningite tuberculeuse. Tels sont les faits nouveaux intéressants sur lesquels j'ai cru bon d'appeler votre attention; peut-être n'ont-ils pas toute la signification que je suis enclin à leur donner : je vous ferai remarquer pourtant que vingt-trois observations commencent à former un chiffre respectable, dont il est permis de tirer une sérieuse conclusion[1]. »

D'après ces deux citations textuelles, on peut voir la différence qui sépare les recherches de von Graefe d'avec les miennes. L'oculiste allemand ne s'est occupé que de l'amaurose dépendant des tumeurs cérébrales ou d'une encéphalite chronique, et il explique cette amaurose par une névrite optique. Moi, au contraire, en étudiant les lésions du nerf optique et de la rétine dans la méningite aiguë tuberculeuse, dans la thrombose des sinus de la dure-mère et dans les maladies aiguës du cerveau, sans y être poussé par l'existence d'une amaurose qui n'existe pas, j'ai voulu chercher sur le malade, au fond de l'œil, les signes diagnostiques d'une méningite douteuse, encore au début, ou en cours d'évolution.

Je suis donc le premier qui ait dit et fait imprimer qu'on pouvait reconnaître la méningite tuberculeuse, rhumatismale et typhoïde; — l'hémorrhagie cérébrale et le ramollissement du cerveau; — l'hydrocéphalie et les épanchements traumatiques du cerveau; — l'encéphalite des plaies du sourcil, — les tubercules de la choroïde et de la rétine, — la vie et la mort, etc.

Pour von Graefe, l'ophthalmoscope ne fut qu'un moyen d'expliquer l'amaurose des tumeurs cérébrales par l'atrophie du nerf optique ou par une névro-rétinite, ce qui avait été fait par Desmarres père, tandis que pour moi cet instrument

(1) Bouchut, *Gazette des hôpitaux*, 15 octobre 1862.

était un moyen de diagnostic médical nécessaire à employer dans toutes les maladies cérébro-spinales, au même titre que le stéthoscope et le plessimètre dans les maladies du cœur et des poumons.

En dehors de toute perturbation des fonctions visuelles, voir dans l'œil ce qui se passe dans le cerveau et dans la moelle, tel a été mon but, et la coïncidence des lésions névro-rétiniennes et des lésions cérébro-spinales en était le motif.

Depuis cette époque, c'est-à-dire pendant quatorze ans, je n'ai cessé de poursuivre ces recherches, dont les fragments ont été publiées : — dans la *Gazette des hôpitaux*, sous forme de leçons cliniques, 1862; — dans le *Traité de diagnostic*, de Racle, en 1864; — dans les *Comptes rendus de la Société de biologie* pour 1865; — dans mon *Dictionnaire de thérapeutique*, article CÉRÉBROSCOPIE, publié en 1865; — dans la *Gazette médicale*, sous forme de *Mémoire sur le diagnostic des maladies de la moelle épinière par l'ophthalmoscope;* — ailleurs, par un *Mémoire sur les tubercules de la choroïde;* — enfin, en 1865, par un *Traité de diagnostic des maladies du système nerveux par l'ophthalmoscope*, avec atlas chromolithographié, etc. Ce traité renferme deux cent vingt observations, souvent suivies d'autopsie, recueillies dans les hôpitaux, et onze observations relatives à des expériences entreprises sur les animaux dans le but de montrer qu'en blessant le cerveau dans un endroit convenable on produit des lésions du nerf optique et de la rétine semblables à celles qui s'observent chez l'homme dont le cerveau et les méninges sont malades.

D'après ces documents, chacun pourra juger quelle est la part de von Graefe et quelle est la mienne dans la constitution de la cérébroscopie. Je n'insisterai pas davantage. Qu'il me suffise de dire que depuis lors de nombreuses recherches confirmatives des miennes ont été publiées en France et surtout à l'étranger par un grand nombre de médecins.

Parmi les travaux publiés sur l'ophthalmoscopie médicale, je citerai :

FOERSTER. *Bemerkungen über Excavationen der Papella optica* (*Archiv für Aug.* 1857).

LABORDE. *Kyste de l'hémisphère gauche avec atrophie du nerf optique correspondant* (*Bulletins de la Société anatomique*, 1860).

BUNISELLI. *Neuro-retinite* (*Giornale d'Oftalm.* 1860).

STELLWAG VON CARION. *Archiv für Aüg.*, t. III, p. 70, 1860.

HÉROD. *Œdème de la rétine par tumeur cérébelleuse* (*Gazette des hôpitaux*, 1861).

VON AMMON. *Anatomie pathologique du nerf optique dans ses rapports avec l'ophthalmoscope* (*Annales d'oculistique*, 1861).

ROBIN (Ch.). *Altérations du nerf optique dans un cas de tumeur cérébelleuse reposant sur le rocher* (*Gazette des hôpitaux*, 1861).

Disparition des tubes nerveux, atrophiés et remplacés par une matière amorphe semblable à celle de la substance grise de l'encéphale avec les noyaux dits myélocythes de cette substance.

Quaglino, de Milan. *Sur l'atrophie progressive du nerf optique* (*Compte rendu du Congrès international d'ophthalmologie*, 1862).

Julia. *Kyste du cerveau aplatissant le chiasma et ayant produit l'atrophie du nerf optique et de la papille.* (*Gazette des hôpitaux*, 1863).

Galezowski. *Recherches ophthalmoscopiques sur les maladies de la rétine et du nerf optique* (*Annales d'oculistique*, 1863).

Dans ce travail, l'auteur signale en deux endroits, pages 5 et 36, les recherches que je faisais en 1862 avec Desmarres fils, sur les névrites et les névro-rétinites de la méningite aiguë, dans mon service de l'hôpital des Enfants, sans réclamer de priorité et sans chercher à s'approprier la découverte, comme il a essayé de le faire trois ans plus tard, dans sa thèse de 1865, et depuis cette époque.

Lancereaux. *De l'amaurose liée à la dégénérescence des nerfs optiques dans les cas d'altération des hémisphères cérébraux* (*Archives de médecine*, 1864).

Jackson. *Sur les troubles de la vision dans les maladies du système nerveux* (*Medical Times and Gazette*, 1864).

Depuis lors cet auteur n'a cessé de publier des faits de ce genre,dont il a fait le but d'un enseignement clinique très-apprécié en Angleterre.

Loubet. *Des troubles visuels de la diphthérite et de leurs causes*, thèse, 1864.

Meunier. *De l'atrophie des nerfs et des papilhes optiques dans ses rapports avec les maladies du cerveau*, thèse 1864.

Galézowski. *Etudes ophthalmoscopiques sur les altérations du nerf optique et sur les maladies cérébrales dont elles dépendent*, thèse, 1865.

Gallzowski. *Sur les altérations de la rétine et de la choroïde dans la diathèse tuberculeuse* (*Archives de médecine*, 1867).

Bousseau. *Rétinites secondaires ou symptomatiques*, thèse, 1868.

Travail très-intéressant et très-utile à consulter.

Courtois. *Valeur séméiologique des apoplexies rétiniennes*, thèse, 1868.

Clifford Albutt. *Traité sur l'emploi de l'ophthalmoscope*. Londres, 1871, in-8.

Crary. *De l'emploi de l'ophthalmoscope en chirurgie et en médecine*, thèse, 1872.

Hutchinson. *Sur la névrite optique saturnine* (*Ophthalmic Hospital Reports*, t. VII, et *Annales d'oculistique*, juin 1873).

J. Hock. *Des altérations du nerf optique dans les maladies cérébrales des enfants* (*Œsterr. Jahrb. für Paediatrik.* — 5. Jahrg., Wien, 1874, p. 122).

Sur vingt cas d'affections cérébrales ou supposées telles, observées par l'auteur dans le service du docteur Monti, cet auteur a trouvé douze cas d'altération grave du nerf optique, proportion de 60 pour 100. Ses conclusions sont entièrement semblables aux miennes.

Raynaud. *Etude du spasme des artères de la rétine dans l'asphyxie locale des extrémités* (*Archives de médecine*, 1874).

Après les accès, et tandis que les doigts reprennent progressivement leur coloration normale, la vue devient trouble et confuse, pour s'éclaircir de nouveau au moment où la crise recommence.

Dans ses nouvelles recherches sur la nature et le traitement de la maladie, M. Raynaud (1) s'est particulièrement préoccupé de ce singulier phénomène d'amblyopie intermittente. *A priori*, il était à présumer que celle-ci devait dépendre de troubles dans la circulation du fond de l'œil, et, en effet, l'examen ophthalmoscopique a montré que, au moment où la coloration cyanique des extrémités est à son *minimum*, les veines de la rétine sont le siége de battements, tandis que l'artère centrale et les artères qui en naissent présentent des couleurs très-claires et comme des sortes d'étranglements partiels, qui, par places, les rendent filiformes. « En y mettant de la patience, dit M. Raynaud, l'observateur peut être assez heureux pour voir ces étranglements se former sous ses yeux, persister un certain temps, puis disparaître pour se reproduire sur un autre vaisseau. »

On pressent l'importance de ce fait, qui était toute une révélation. Comment ne pas supposer que les mêmes spasmes vasculaires se produisent aux extrémités des membres? Les artérioles seules y étant fermées et les veinules y restant ouvertes, comme dans la rétine, on s'expliquerait la stase veineuse par manque d'impulsion, et, par suite, la cyanose et l'aspect livide qui s'observent dans la plupart des cas.

Ce point admis, restait la question de savoir sous quelle influence a lieu cette contraction spasmodique.

L'artère centrale de la rétine recevant son innervation de la branche cervicale du grand sympathique, par l'intermédiaire des filets carotidiens de ce nerf, la cause première de la contraction spasmodique de cette artère devait être recherchée dans une excitation anomale à l'origine même des nerfs qui l'animent, c'est-à-dire dans la région cilio-spinale de la moelle.

RAYMOND. *Des lésions du nerf optique dans l'ataxie locomotrice* (*Gazette médicale*, 1874, p. 369).

A propos d'une observation de cette maladie, cet élève expose quelques-uns de mes travaux sur les résultats de l'ophthalmoscopie dans les maladies de la moelle épinière comme s'ils étaient les siens et sans citer mon nom. Je tiens peu à voir mes recherches citées par complaisance, mais quand il s'agit d'une découverte récente qui n'est pas tombée dans le domaine public, celui qui trouve assez bien ce que j'ai fait pour s'en servir, en laissant croire que cela lui appartient, se met en faute. Je ne puis me défendre contre des calomnies souterraines, mais je tiens à ne pas me laisser dépouiller de ce qui m'appartient. Dans son travail, M. Raymond parle d'une tumeur du cervelet (glio-sarcome) ayant produit l'atrophie des deux papilles. Il cite quinze cas analogues pris à l'étranger, et il semble à peine se douter que des faits semblables ont été publiés en France. Il écrit que quelques auteurs ont avancé « que par l'examen ophthalmoscopique on pouvait, dans un certain nombre de cas, arriver à connaître le siége de la tumeur ». Cette phrase est à mon adresse et renferme une erreur. Je n'ai jamais écrit pareille, chose et je me suis borné à dire que la forme des lésions intra-oculaires indiquait la nature des lésions du cerveau, ce qui est vrai et absolument nouveau dans la science. Il parle ensuite des atrophies de la papille chez les ataxiques, sans parler de l'hypérémie préalable qui explique l'atrophie.

HEINZEL. *De la valeur séméiologique de l'ophthalmoscopie dans les affections intra-crâniennes des enfants* (*Jahrb. f. Kinderheilkunde*, 1875, 8 Jahrg. 3 Heft., ch. XVIII, p. 331, 359).

Cet auteur déclare comme moi que les lésions intra-crâniennes sont plus fréquentes chez les adultes. Il les a observées quarante-sept fois sur soixante-trois cas dans la méningite tuberculeuse, dans l'hydrocéphalie et dans les tumeurs intra-crâniennes. Mais ce chiffre, dit-il, est au-dessous de la vérité, le jeune âge rendant parfois l'examen impossible. — Ses conclusions sont identiques avec les miennes.

C. HIGGENS. *De l'examen ophthalmoscopique dans les maladies intra-crâniennes* (*Guy's Hospital Reports.* Third series, vol. XX, p. 315).

D'après cette énumération que je pourrais allonger sans plus de profit pour le lecteur, chacun peut voir qu'il y a dans la recherche du rapport et de la nature des lésions du fond de l'œil avec les maladies cérébro-spinales un but de travail extrêmement intéressant, qui doit éclairer d'un jour nouveau le diagnostic des maladies du système nerveux. Je n'ai pas la prétention d'avoir vu tout ce qu'on peut observer, et je suis persuadé au contraire qu'il faut de nombreuses années d'observation et le concours de bien des médecins pour tirer de la cérébroscopie tout ce qu'elle doit donner à la médecine. Si mon initiative peut encourager les observations, j'en serai très-heureux; car, après avoir longtemps étudié la question dans son ensemble, j'ai pu me convaincre que dans une foule de détails mon expérience était encore insuffisante et qu'il fallait en appeler à de nouvelles observations.

PLAN DE L'ATLAS

Afin de donner aux médecins un guide capable de leur faire comprendre la pensée qui m'a fait publier ces recherches d'ophthalmoscopie médicale et quel est leur but de cérébroscopie, je vais exposer ici le plan de cet Atlas. On saisira ainsi, par un coup d'œil d'ensemble, les différents ordres d'idée sur lesquels je désire fixer l'attention. Mon exposition résulte de l'analyse de huit cents observations de maladies des méninges, du cerveau ou de la moelle épinière et des nerfs; de diathèses syphilitique, rhumatismale, scrofuleuse ou cancéreuse; d'intoxications saturnine, alcoolique et nicotianique; de nosohémie albuminurique, glycosurique et leucémique; de septicémie typhoïde; de cachexie cardiaque, etc.; enfin, d'expériences sur les animaux.

Tous ces faits ont été observés à l'hôpital et en ville, et il en est deux cent vingt qui ont été publiés en 1866[1]. Parmi eux, il en est beaucoup qui sont relatifs à des malades qui ont succombé et dont j'ai pu faire l'autopsie de façon à voir sur le cadavre, d'une part les lésions du système nerveux, et de l'autre les altérations correspondantes de l'intérieur de l'œil au moyen de la loupe et du microscope.

Première partie. — Description anatomique et histologique. — Cette première partie comprendra l'étiologie et l'étude anatomique et histologique des altérations du nerf optique, de la rétine et de la choroïde dans les différentes maladies du système nerveux, dans les maladies du cœur et des vaisseaux, enfin dans les maladies générales et les empoisonnements.

Deuxième partie. — Iconographie. — La deuxième partie montrera, par des figures tirées en chromolithographie, les principaux types des altérations du nerf optique, de la rétine, des vaisseaux rétiniens et de la choroïde, observées dans les différentes maladies que je viens d'énumérer et qui sont du domaine de la médecine. — Quelques figures indiquent en outre la forme des lésions du nerf optique et de la rétine chez le chien dont le cerveau est enflammé et chez le mouton affecté de *tournis*.

1. Bouchut, *Traité de diagnostic des maladies du système nerveux par l'ophthalmoscope.* Paris, 1865, 1 vol. avec atlas chromolithographié.

PREMIÈRE PARTIE

ÉTIOLOGIE ET DESCRIPTION ANATOMIQUE ET HISTOLOGIQUE DES ALTÉRATIONS DU FOND DE L'ŒIL DANS LES MALADIES CÉRÉBRO-SPINALES

CHAPITRE PREMIER

CAUSES GÉNÉRALES DE LA NÉVRITE, DE LA NÉVRO-RÉTINITE ET DE LA CHOROIDITE DANS LES MALADIES CÉRÉBRO-SPINALES ET DIATHÉSIQUES

Si fréquentes que soient les maladies du fond de l'œil dans le cours des affections cérébro-spinales et diathésiques, elles ne sont pas constantes, ni constamment les mêmes dans chacune de ces affections. L'âge, la constitution et la santé des sujets en modifient la nature et la fréquence.

Ainsi, chez les enfants, les lésions intra-oculaires, symptomatiques de maladies des méninges, du cerveau, de la moelle et des nerfs, sont plus communes et plus caractérisées que chez l'adulte. Presque toutes mes observations ont été faites sur les enfants, et ce n'est qu'accidentellement qu'il m'a été permis de suivre ces recherches chez les vieillards, à Bicêtre et aux Invalides, à l'Hôtel-Dieu et à la Charité, chez les adultes ou dans mes consultations de la ville. — Proportionnellement j'ai fait plus de cérébroscopie chez les enfants que chez les adultes et chez les vieillards. Cela s'explique par mes fonctions à l'hôpital des Enfants, et par la fréquence de certaines maladies cérébrales dans la première période de la vie. — Là, en effet, j'ai pu voir une énorme quantité de méningites tuberculeuses et typhoïdes, d'hydrocéphalies, de paralysies tuberculeuses, d'encéphalites simples et diphthéritiques, de chorées, de contractures, de paralysies spinales, etc., tandis que j'ai plus rarement observé les hémorrhagies cérébrales et les ramollissements du cerveau, les cancers et les gliômes du cerveau, l'ataxie locomotrice, les encéphalopathies glycosurique, albuminurique, saturnine, syphilitique, alcoolique, etc., qui appartiennent surtout à la virilité et à la vieillesse.

Est-ce à cause de cette différence du nombre de mes observations dans chaque maladie, que je crois à une fréquence plus grande des lésions intra-oculaires dans les maladies cérébro-spinales chez les enfants que chez les adultes? Cela est possible. Mais, en dehors de cette circonstance, il en est d'autres qui mettent ce fait en lumière et qui prouvent que la rétine et la choroïde sont différemment modifiées par l'âge, les conditions pathogéniques étant d'ailleurs les mêmes.

Ainsi, la choroïdite tuberculeuse est plus fréquente chez les enfants que chez les adultes, en raison de la diathèse tuberculeuse très-communément observée dans le premier âge.

L'encéphalopathie albuminurique et la névro-rétinite albuminurique sont très-rares chez les enfants, car je n'ai vu qu'un seul cas sur un très-grand nombre d'albuminuries. Ces lésions sont très-ordinaires chez les adultes.

Des différences analogues s'observent pour la fréquence relative des névro-rétinites diphthéritiques, saturnines ou cardiaques, des tumeurs névrogliques ou tuberculeuses de l'encéphale, des maladies de la moelle, etc.

Le *sexe* ne m'a pas paru avoir beaucoup d'influence sur l'apparition, le développement et la marche des névro-rétinites et des choroïdites occasionnées par les lésions cérébro-spinales. Mais, dans certains cas d'aménorrhée, le trouble menstruel est une disposition spéciale à une forme particulière de névro-rétinite.

Quoi qu'il en soit, d'après ce que j'ai vu, la fréquence relative des lésions de l'œil varie avec la nature de la maladie cérébro-spinale.

Dans la méningite, ces lésions sont presque constantes; elles varient dans la forme du mal, selon que l'on a devant soi une méningite tuberculeuse, typhoïde, rhumatismale, érysipélateuse, etc.

Dans les tumeurs cérébrales, les lésions peuvent ne pas exister au début lorsque la tumeur est peu considérable; mais dès qu'elle a acquis un certain volume, la névrite et la névro-rétinite sont constantes.

Dans l'hydrocéphalie, les lésions intra-oculaires existent toujours et font distinguer la tête des hydrocéphales de la grosse tête du rachitisme avec convulsions.

Dans l'hémorrhagie cérébrale, les lésions ne sont pas constantes; mais si le foyer sanguin est considérable et gêne la circulation crânienne, on s'en aperçoit à la rougeur de la papille et à l'état gonflé des veines rétiniennes.

Dans le ramollissement cérébral, les lésions du fond de l'œil ne manquent presque jamais.

Ce n'est que dans la paralysie générale et la folie que les lésions sont peu considérables.

Mais dans les maladies de la moelle épinière, dans la sclérose spinale avec ataxie, elles existent toujours, et dans la chorée, si la maladie est violente et ancienne, le nerf optique est toujours malade.

La CONSTITUTION et l'ÉTAT DE SANTÉ ont, au contraire, une influence considérable sur le développement des lésions intra-oculaires symptomatiques des maladies des méninges, du cerveau et de la moelle épinière.

La *constitution scrofuleuse* prédispose à l'anémie et à la tuberculose qui se révèlent par l'atrophie choroïdienne pointillée, en attendant qu'une explosion de tubercules amène la phthisie ou la méningite, et alors paraissent la névrite, la névro-rétinite ou les tubercules de la choroïde; — avec la *chlorose* et l'*aménorrhée* se montrent des lésions spéciales du nerf optique dont je parlerai plus loin; avec la *fièvre typhoïde ataxique* ou avec le *rhumatisme cérébral* se montrent des névrites optiques ayant des caractères particuliers; enfin, avec les *maladies périphériques des nerfs*, il se produit des névrites ascendantes qui gagnent un point de l'encéphale, l'altèrent et engendrent plus tard les lésions de l'œil. — Telles sont : 1° la névrite ascendante de la branche sourciliaire de la cinquième paire, qui remonte au cerveau et descend dans l'œil produire une névrite congestive suivie d'atrophie et d'amaurose; 2° la névrite de la branche maxillaire après l'avulsion d'une dent, et produisant une encéphalopathie et des troubles visuels graves; 3° la névrite périphérique ascendante du glosso-pharyngien, dans l'angine couenneuse, qui produit en retour le strabisme, l'amaurose, la paraplégie ou la paralysie générale et la mort; 4° les névrites du grand sympathique, des poumons ou de l'intestin, qui déterminent des convulsions, du délire aigu ou la folie. Les convulsions initiales et le délire initial de la pneumonie du sommet, l'épilepsie vermineuse, l'hypochondrie intestinale, etc., n'ont pas d'autres causes.

J'en dirai autant de la *glycosurie*, de l'*albuminurie*, du *syphilisme*, de l'*intoxication saturnine*, de la *cachexie cardiaque*, etc., qui modifient plus ou moins la substance nerveuse cérébrale et amènent secondairement des troubles visuels en rapport avec une névrite optique plus ou moins grave.

La corrélation est absolue, et si elle n'est pas certaine ou constante, elle est incontestable. Elle se manifeste soit à l'intérieur de l'œil, sur le nerf optique et sur la rétine, ordre de recherches qui est le but de cette publication, soit à l'extérieur, par le nystagmus, la mydriase, le strabisme et la diplopie, la mégascopie, la chromatopsie, l'iritis, la kératite et la fonte de l'œil. Ainsi, j'ai vu trois cas de méningite tuberculeuse dans lesquels, en vingt-quatre heures, la cornée cessant de se nourrir, devenant opaque et diffluente, s'est ouverte en produisant la fonte de l'œil. C'était là un trouble trophique en rapport avec la maladie de la cinquième paire et montrant un exemple clinique de la célèbre expérience de Cl. Bernard sur la section de la cinquième paire dans le crâne. On sait, en effet, qu'après cette section la cornée devient opaque, se ramollit, et que la perte de l'œil en est la conséquence.

A cette influence des maladies antérieures sur la production des lésions du fond de l'œil se rattache l'action de l'*aménorrhée*, qui, produite par une frayeur chez les pléthoriques, entraîne des congestions viscérales variées, et parfois des hémorrhagies de la rétine, du corps vitré, de l'iritis, des névrites ou des névro-rétinites de forme variable. Des faits semblables, observés à l'âge critique chez une femme vigoureuse, peuvent être attribués à la même cause ; mais il faut prendre garde de trop généraliser cette étiologie, comme l'ont fait quelques médecins peu expérimentés, qui, dans une simple coïncidence, voient une cause réelle de maladie.

CHAPITRE II

ÉTUDES ANATOMIQUES ET HISTOLOGIQUES DE LA NÉVRITE OPTIQUE, DES NÉVRO-RÉTINITES ET DES CHOROIDITES D'ORIGINE CÉRÉBRO-SPINALE OU DIATHÉSIQUE

Avant de commencer cette étude, je vais exposer le tableau des causes de la névrite optique, de la névro-rétinite et de la choroïdite, observées chez mes malades

Névrite, Névro-rétinite et Choroïdite

- Par lésion du crâne, des méninges ou du cerveau.................
  - Ostéite et périostite intra-crânienne.
  - Pachyméningite.
  - Hémorrhagie méningée.
  - Thrombose des sinus de la dure-mère.
  - Méningite tuberculeuse.
  - — typhoïde.
  - — rhumatismale.
  - — par érysipèle.
  - Hydrocéphalie chronique.
  - Hémorrhagie cérébrale.
  - Ramollissement cérébral.
  - Encéphalite aiguë et chronique.
  - Encéphalite cardiaque.
  - Tumeurs du cerveau (gliômes, cancer, tubercules).
  - Méningo-encéphalite diffuse.
  - Hallucinations; — Folie; — Épilepsie.
  - Sclérose cérébrale.
  - Anévrysmes des artères du cerveau.
- Par lésion de la moelle épinière ou des nerfs...................
  - Myélite aiguë et chronique.
  - Sclérose spinale.
  - Ataxie locomotrice.
  - Chorée. — Paralysie infantile.
  - Tétanos.
  - Contracture.
  - Méningite cérébro-spinale.
  - Section des nerfs dans les amputations.
  - Névrite des plaies du sourcil.
  - — des dents.
  - — du grand sympathique.
- Par maladie générale, diathèse ou intoxication..................
  - Syphilis.
  - Albuminurie.
  - Glycosurie.
  - Leucémie.
  - Diphthérite.
  - Oxalurie.
  - Tubercules et granulie.
  - Alcoolisme
  - Nicotisme.
  - Cancérisme.
  - Intoxication saturnine.
  - Sulfure de carbone, etc.
  - Quinine.
- Par lésion oculaire primitive......
  - Maladies accidentelles de la rétine, de la choroïde, du corps vitré, du nerf optique, etc.
- Par trouble ou arrêt de la circulation.
  - Encéphalite cardiaque.
  - Mort.

Il ne faut pas croire que toutes ces névrites, ces névro-rétinites et ces choroïdites aient des caractères particuliers, spéciaux, assez distincts pour permettre d'en reconnaître toujours la cause intérieure et par cela même de remonter de la lésion oculaire à la maladie générale ou cérébro-spinale qui lui a donné naissance. Dans beaucoup de cas elles sont semblables dans des maladies différentes, et il n'y a que les symptômes offerts par le malade qui puissent permettre de préciser le diagnostic.

Cependant, dans les maladies qui sont du domaine médical, chaque lésion du fond de l'œil permet d'affirmer l'existence d'une lésion semblable dans les méninges, dans le cerveau ou dans la moelle épinière, et l'on peut même quelquefois, d'après l'œil malade, supposer avec une quasi-certitude quel est le côté du cerveau ou de la moelle qui est le siége de la maladie.

Ainsi, l'*hypérémie et le gonflement du nerf optique*, joints à des troubles nerveux ou cardiaques, annoncent l'hypérémie du cerveau ou de la moelle.

L'*œdème de la papille ou de la rétine* annonce l'œdème des méninges ou l'hydropisie des ventricules.

La *phlébectasie et les varicosités des veines de la rétine* indiquent la réplétion des sinus et des veines méningées.

La *thrombose des veines rétiniennes* indique les thromboses des canaux veineux du crâne ou des veines méningées.

Les *anévrysmes des artères de la rétine* indiquent les anévrysmes miliaires des artères du cerveau.

Le *spasme des artères de la rétine* révèle un spasme semblable des artères capillaires dans les extrémités.

L'*arrêt de la circulation rétino-choroïdienne* indique l'arrêt de la circulation cérébrale, c'est-à-dire la mort.

La *pneumatose des veines rétiniennes* indique la pneumatose des veines méningées, signe de mort.

Les *tubercules de la choroïde* annoncent les tubercules des méninges ou la tuberculose générale.

La *stéatose de la rétine* indique la stéatose des reins par néphrite parenchymateuse, etc.

La *sclérose du nerf optique* ou *atrophie optique* indique une sclérose partielle du cerveau ou de la moelle.

La *rétinite exsudative* indique l'encéphalite aiguë ou chronique.

L'*exsudat leucémique* caractérise la leucocythose générale.

Ces corrélations, si nombreuses qu'elles soient, ne sont pas suffisantes pour remonter sûrement de la présence d'une lésion oculaire au diagnostic d'une maladie générale ou cérébro-spinale, mais c'est déjà quelque chose que de pouvoir le faire chez un grand nombre de malades. On peut souvent, en effet, regarder et lire dans l'œil ce qui se passe dans les méninges, dans le cerveau, dans la moelle et dans plusieurs autres viscères dont la désorganisation réagit sur le cerveau ; c'est ce qui m'a inspiré le nom de *cérébroscopie* que je donne quelquefois à l'ophthalmoscopie médicale.

Chez les malades qui succombent à des maladies générales, telles que la fièvre typhoïde avec délire, et le rhumatisme ; à des maladies cérébro-spinales primitives, ou enfin à quelques diathèses et à différentes intoxications, après avoir présenté les différents caractères de la névrite optique, de la névro-rétinite et de la choroïdite, il est de la plus haute importance de rechercher sur le cadavre, au moyen de la loupe et du microscope, les lésions qui se sont formées dans les membranes de l'œil et dans le nerf optique. On apprend ainsi à mieux connaître les altérations de l'image ophthalmoscopique et à bien comprendre que dans l'œil retentissent non-seulement toutes les maladies importantes du système nerveux, mais encore les maladies générales qui troublent la circulation ou qui altèrent profondément la composition du sang. C'est l'étude histologique de l'œil malade.

SECTION PREMIÈRE

NÉVRITES OPTIQUES D'ORIGINE CÉRÉBRO-SPINALE

La névrite optique d'origine cérébrale dépend d'une lésion primitive des centres nerveux, comme la méningo-encéphalite, ou d'une de ces lésions secondaires du cerveau qui se produisent dans la fièvre typhoïde et autres maladies générales graves. Elle débute par une hypérémie de la papille, qui est rarement active et qui dépend presque toujours d'une gêne de la circulation intra-crânienne : —méningite ; obstruction des veines méningées ou des sinus de la dure-mère ; compression du nerf optique par la suffusion séreuse de la gaîne du nerf optique en communication avec les espaces sous-arachnoïdiens ; tumeurs cérébrales, etc., — ou d'une action sympathique réflexe de la moelle par l'intermédiaire du grand sympathique. Quand elle est active, elle résulte d'une irritation descendante, provenant d'une partie altérée, profonde, de l'encéphale.

Active, passive ou sympathique, comme il n'y pas de tissu dans lequel l'hypérémie prolongée ne détermine des troubles de nutrition moléculaire, caractérisés par l'hypertrophie, l'atrophie ou la dégénérescence de quelques éléments, l'hypérémie du nerf optique produit dans les tubes nerveux de ce nerf, dans le tissu conjonctif interposé, et sur la papille des désordres graves. Cela s'appelle de la *névrite optique*.

Au début, dans la première période dite d'hypérémie, la papille se gonfle et elle est plus ou moins rouge dans toute son étendue ou sur sa moitié interne (à l'image renversée); elle conserve la netteté de ses contours, ou bien, au contraire, elle paraît un peu diffuse sur une partie ou sur la totalité de ses bords.

Cette rougeur est due à l'infiltration sanguine et au développement anormal des capillaires de la gaîne du nerf optique disséminés dans l'extrémité terminale du nerf, et qui communiquent avec les vaisseaux méningés. Soit qu'elle dépende d'un afflux irritatif venant de l'intérieur du crâne, soit qu'elle résulte d'un obstacle au retour du sang produit par la compression du nerf par le liquide des espaces sous-arachnoïdiens descendu à l'entour du nerf jusqu'à son entrée dans l'œil, elle se révèle au bout d'un certain temps par la présence de petits vaisseaux jusqu'alors invisibles. Ces petits vaisseaux, d'abord cachés dans la teinte rosée de la papille, deviennent peu à peu plus apparents et plus nombreux, quelquefois même ils acquièrent un volume considérable. (Voy. fig. 16, 21, 22, 44, 47, 49, et 52 de l'Atlas.) Ils forment un lacis de fins capillaires ou une espèce d'étoile vasculaire radiée à rayons multiples autour du disque de la papille. Rarement on y voit des ruptures donnant lieu à des apoplexies capillaires, mais quelques auteurs en ont cité des exemples. J'en ai vu plusieurs cas (voyez fig. 40, 52, 55, 83, 100 de l'Atlas).

Au second degré de la névrite optique, qui suit de très-près l'hypérémie du premier degré, apparaît une nouvelle altération qui est l'*œdème papillaire*. Toutefois cet œdème n'est pas nécessairement subordonné à l'hypérémie. Il est quelquefois le premier phénomène anormal, et il reste momentanément seul. Cela se voit dans certains cas d'obstacle à la circulation des méninges sans complication inflammatoire.

L'œdème papillaire rend la papille trouble, nébuleuse, diffuse en totalité et en partie. Il lui donne une teinte grisâtre ou gris rougeâtre, s'il est provoqué par l'hypérémie du nerf. Il cache le disque papillaire sous un voile demi-transparent, et l'on peut se faire une idée du phénomène en se rappelant la pleine lune voilée par un nuage peu épais. S'il est très-considérable, il cache tout à fait le contour de la papille, qui se confond avec le reste du fond de l'œil, et l'on ne distingue le centre oculaire que par le point d'émergence des vaisseaux rétiniens et leurs irradiations. Ailleurs, il laisse encore un peu voir les bords de la papille et se prolonge le long des gros vaisseaux à une courte distance. De même que cet œdème voile la papille, il voile aussi la teinte des veines à leur point de rentrée dans le nerf, et elles sont là d'une couleur moins foncée qu'au niveau du champ rétinien. (Voy. fig. 39, 89, 97, 105 de l'Atlas.)

Cet aspect se retrouve sur le cadavre, et, dans toutes mes autopsies, j'ai pu voir à la loupe le gonflement et la diffusion du contour papillaire sous l'infiltration œdémateuse.

A un troisième degré, lorsque l'hypérémie et l'œdème ont duré assez longtemps, le nerf optique s'altère, sa nutrition est modifiée, une prolifération cellulaire plus ou moins considérable comprime les vaisseaux qui s'oblitèrent, étouffe les éléments nerveux que la stéatose envahit, et la papille s'atrophie lentement, progressivement, en partie ou en totalité, tantôt vers le centre qui se creuse, tantôt à la circonférence qui blanchit (voy. fig. 3, 4, 5, 6, 11, 33, 38, 48, 107 de l'Atlas.)

En même temps se forme toujours une altération de la choroïde, qui consiste dans l'atrophie d'une plus ou moins grande quantité des cellules de la couche pigmentaire, et qui se traduit par une décoloration partielle de la membrane ou par un pointillé blanc considérable.

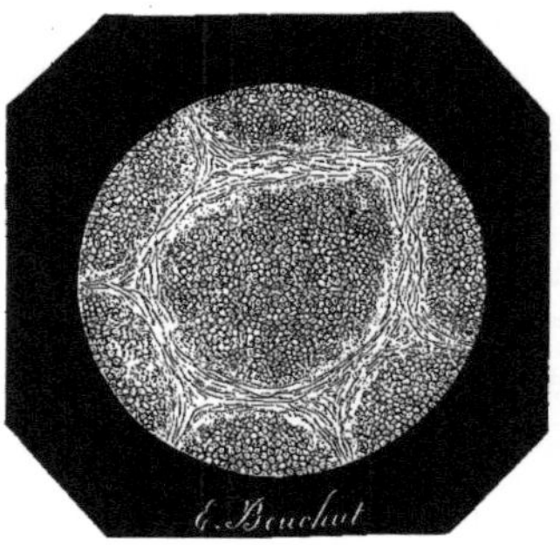

FIG. I. — Coupe perpendiculaire d'un *nerf optique normal*. — Tubes nerveux normaux séparés par une couche mince de tissu conjonctif interposé. — (350 diamètres).

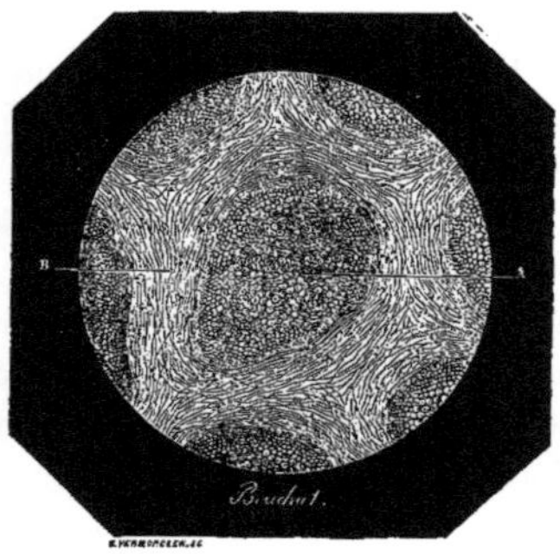

FIG. II. — Coupe perpendiculaire d'un *nerf optique altéré* dans les différentes espèces de méningite et de méningo-encéphalite. C'est la lésion de la névrite optique. Les tubes nerveux malades sont comprimés par une couche épaisse de tissu conjonctif interposé constituant la *sclérose*. — A, tissu conjonctif. — B, tubes nerveux. — (350 diamètres).

A mesure que se fait l'oblitération des plus petits vaisseaux de la papille, on voit son disque pâlir au centre, et les bords restent plus ou moins colorés. Ailleurs, elle pâlit d'un seul côté (c'est le côté interne à l'image renversée), et il se fait là un petit croissant nacré qui s'agrandit de mois en mois, devient une demi-lune, et enfin, au bout d'un temps variable, toute la papille est devenue blanche crayeuse, parfois teinte de gris verdâtre plus ou moins nettement limitée, n'ayant plus que les minces vaisseaux rétiniens se réunissant au centre (voyez fig. 6, 11, 33, 107 de l'Atlas.)

Après macération suffisante dans l'alcool ou dans le liquide de Muller, si l'on examine le nerf optique au microscope, voici ce qu'on observe :

Sur une coupe transversale, on voit les faisceaux de tubes nerveux séparés par une couche de tissu cellulaire de nouvelle formation, beaucoup plus épaisse que la couche celluleuse normale, et la coupe du nerf optique ressemble tout à fait à celle d'un cable électrique. (Voy. fig. I, II du texte.)

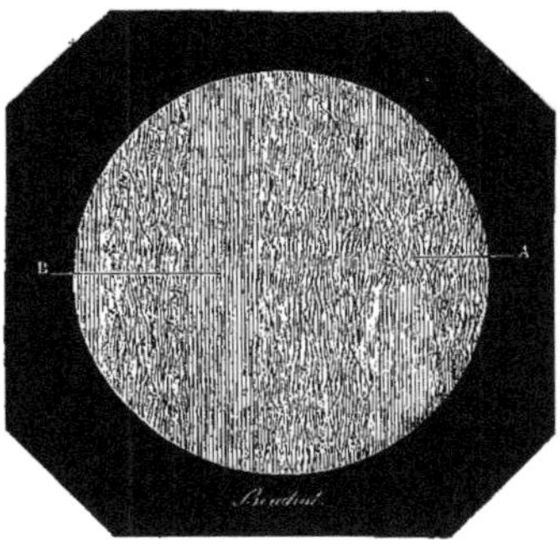

FIG. III. — Coupe longitudinale du *nerf optique* dans la névrite et la névro-rétinite des maladies aiguës des méninges et du cerveau. — Sclérose du nerf optique. La prolifération considérable du tissu conjonctif interposé étouffe les tubes nerveux. — A, tissu conjonctif. B, tubes nerveux (350 diamètres).

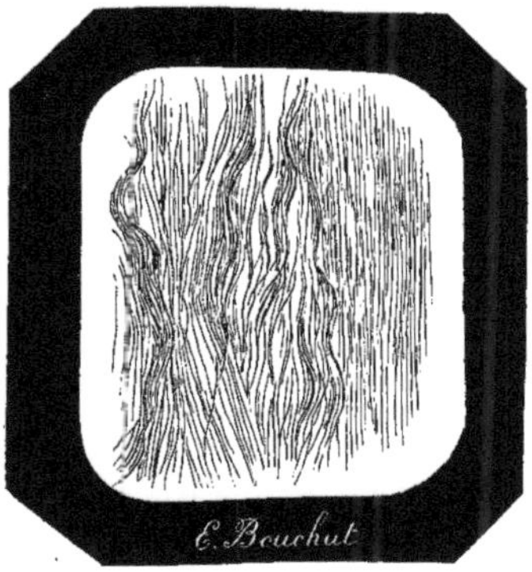

FIG. IV. — Substance fibrillaire avec noyaux allongés remplaçant les tubes nerveux du nerf optique au niveau de la rétine dans un cas de méningite tuberculeuse [1].

Sur une coupe longitudinale (fig. III et IV du texte), les éléments nerveux sont atrophiés, parfois variqueux, les tubes infiltrés de granulations et de gouttelettes graisseuses, mêlés çà et là de corps granuleux, et dans l'intervalle des fibres de tissu cellulaire, avec ou sans noyaux, parfois mêlés de fibres élastiques. C'est une

1. Dans ce cas, on trouvait tous les éléments de la rétine à peu près normaux, mais au niveau de la papille du nerf optique on constatait une altération considérable. Une coupe antéro-postérieure très-mince de cette partie a présenté au microscope l'aspect d'une substance fibrillaire, offrant de distance en distance des noyaux allongés. Cette substance fibrillaire représente les tubes nerveux du nerf optique atrophiés, et rappelle assez bien le dernier degré de la dégénérescence vallérienne. Ici la substance médullaire avait presque disparu ; il ne restait que les gaînes nerveuses et les cylindres axes. Les renflements qu'on aperçoit sont probablement les restes de la myéline qui n'est pas encore complétement résorbée. On trouvait mélangés à ces éléments un nombre considérable de faisceaux de tissu conjonctif dont l'origine est difficile à indiquer, mais il est probable qu'elle résulte d'une prolifération morbide.

dégénérescence plus ou moins complète qui occupe une plus ou moins grande largeur du nerf, et qui s'étend souvent le long du nerf optique jusqu'au chiasma et aux tubercules quadrijumeaux.

La névrite optique occupe habituellement les deux yeux ; elle est souvent plus marquée dans l'un que dans l'autre, et il est rare de ne la rencontrer que dans un seul œil. Dans ce cas, c'est l'œil correspondant à la lésion cérébrale ou spinale qui est ordinairement affecté (voy. fig. 54 de l'Atlas.)

Ici la lésion occupait l'œil gauche, comme on le voit, par la dilatation des veines et, après la mort, j'ai pu constater que l'hémisphère gauche était seul affecté.

Elle se développe très-rapidement et se caractérise tout à fait en vingt-quatre ou quarante-huit heures, mais alors elle reste stationnaire pendant un temps infini. Si sa cause est légère, elle peut rétrograder et se dissiper, mais dans certains cas graves elle se développe d'une façon continue, et au bout de quelques mois et de quelques années elle se termine par une atrophie accompagnée d'amaurose.

SECTION II

NÉVRO-RÉTINITES D'ORIGINE CÉRÉBRALE ET SPINALE

La névro-rétinite d'origine cérébrale s'appelle aussi *péri-névrite*. Elle occupe le nerf optique et gagne la rétine autour de la papille, dans une étendue variable plus ou moins loin de sa circonférence.

Elle débute souvent de la même façon que la névrite optique simple, par l'hypérémie et le gonflement de l'œdème papillaire et péripapillaire suivis de prolifération conjonctive et de dégénérescence granulo-graisseuse autour de la papille. C'est du moins ce que j'ai vu dans un grand nombre de cas de méningite tuberculeuse et d'encéphalite cardiaque.

Chez d'autres malades, affectés de tumeur de cerveau, elle m'a paru débuter d'emblée, sans hypérémie préalable. Il est possible, cependant, que dans ces cas la première période antérieure au premier examen ait passé inaperçue. Alors la papille reste assez distincte et rosée au centre, mais à la circonférence elle est diffuse, et le nuage qui l'entoure, souvent plus marqué d'un côté que de l'autre, s'étend plus ou moins, et parfois accompagne un peu les gros vaisseaux rétiniens. Elle offre souvent des stries bleuâtres ou grises qui résultent de la présence du tissu conjonctif.

Les artères rétiniennes sont parfois invisibles. Ailleurs elles sont petites, filiformes, rétrécies, comprimées qu'elles sont par l'hyperplasie conjonctive de la papille qui étrangle le tronc principal à son point d'émergence (voy. fig. 8, 9, 95, 96, 116 de l'Atlas), et les veines de la rétine sont quelquefois dilatées, flexueuses et variqueuses par le même motif, car la compression du tronc principal dans le nerf empêche le sang veineux de rentrer aussi facilement dans le cerveau.

De cette disposition résulte parfois de petites hémorrhagies rétiniennes, mais cela est rare. On en verra un exemple dans les figures 52, 55, 88, 95, 96, 115, 116 de l'Atlas.

A un degré plus avancé, ici comme dans la névrite optique, les artères s'amincissent de plus en plus, les veines se dégorgent, l'œdème disparaît peu à peu, et le nerf reste caché sous une exsudation d'un blanc grisâtre, radiée et se prolongeant sur la rétine ambiante (voy. fig. 57, 58, 77, 88, 89, 105, 115 de l'Atlas.)

A l'autopsie, on trouve quelquefois le nerf grisâtre, mou et ramolli, jusques et y compris la bandelette optique. Il est au large dans sa gaîne orbitaire, dilatée par le liquide sous-arachnoïdien qui descend jusqu'à la sclérotique en le comprimant, et en lui faisant subir une sorte de macération. Ces faits ont été signalés par Muller, par Stellwag von Carion, par Schwalbe et par le professeur Key.

Au microscope, les tubes nerveux sont en partie détruits, vides de myéline, couverts de granulations brillantes et de corps granuleux ou de graisse. Quelques-uns sont variqueux ; ils sont séparés par une énorme quantité de tissu cellulaire et mélangés de tissu conjonctif rudimentaire, de fibres fusiformes à noyaux ou de fibres complètes bien formées (voy. plus haut fig. C du texte).

Ici encore, la choroïde est souvent altérée et offre un certain degré d'atrophie des cellules pigmentaires sous forme de plaques blanchâtres isolées plus ou moins nettes, simulant parfois des tubercules de la choroïde, ou sous forme de pointillé blanc confluent dû à l'atrophie généralisée de ces mêmes cellules.

Névro-rétinites des cysticerques du cerveau et des cœnures du cerveau dans le tournis des moutons.

La névro-rétinite, que je viens de décrire d'après l'étude des maladies inflammatoires ou tuberculeuses du cerveau de l'homme, existe dans certains cas de méningite dus à la présence de *cysticerques* du cerveau. J'en ai recueilli plusieurs exemples. — Elle s'observe également dans une maladie bien connue du mouton, qu'on appelle le *tournis*, et qui est due à la présence de *cœnures* enkystés dans la substance cérébrale.

Sous l'influence de cette maladie parasitaire due à la présence des *cœnures*, la santé s'altère profondément; il en résulte, au bout d'un certain temps, un état de cachexie très-prononcé, avec défaut de coordination des mouvements donnant lieu à un mouvement de manége de l'animal sur lui-même, et si l'on sacrifie ce mouton, on trouve que ses chairs sont anémiques, pâles et infiltrées de sérosité. Chez lui, la

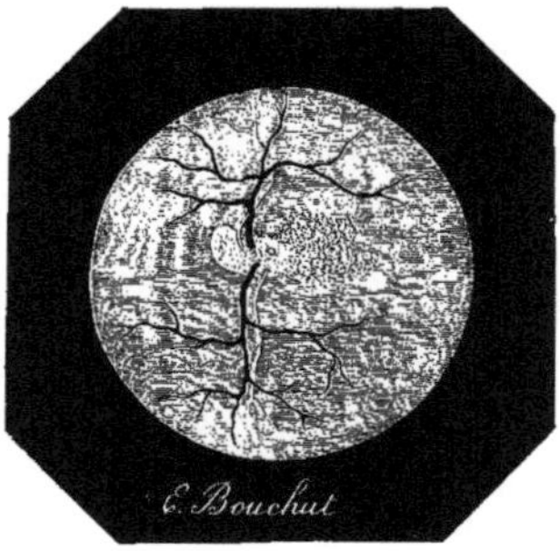

FIG. V. — Papille du nerf optique d'un mouton atteint du tournis par *cœnure* du cerveau. Tout un côté du nerf est affecté de névrite et voilé par l'exsudation.

maladie du cerveau se caractérise au fond de l'œil par un œdème très-prononcé du nerf optique et de la rétine, avec un exsudat qui voile presque entièrement la papille ou seulement un de ses côtés. Chaque fois que je me suis fait présenter aux abattoirs des moutons affectés de *tournis*, j'ai toujours trouvé chez eux l'altération que je viens de signaler. Voici le dessin d'une de ces névro-rétinites, figure V du texte.

Névro-rétinite cardiaque.

La rétinite cardiaque, c'est-à-dire provoquée par les maladies organiques du cœur et des valvules, n'existe jamais seule. Elle est toujours unie à la névrite. C'est une *névro-rétinite*, comme on peut le voir dans les figures 41, 42, 43 de l'Atlas. Elle est caractérisée par l'hypérémie, et l'œdème de la papille ou de son voisinage; ailleurs, par un exsudat blanchâtre, opalin, péripapillaire; par les flexuosités et varicosités des veines et parfois par des hémorrhagies rétiniennes. Elle résulte de la congestion passive du cerveau et des méninges, qui entraîne celle du nerf optique et des vaisseaux de la rétine. De même que la congestion du foie, de la rate et des reins amène l'inflammation et la cirrhose de ces organes, de même la congestion cérébrale engendre la méningo-encéphalite cardiaque qui produit une névro-rétinite analogue à celles que l'on observe dans la plupart des maladies des méninges et du cerveau. — On a été plus loin, et l'on a voulu préciser davantage en prétendant diagnostiquer l'insuffisance de l'aorte à l'ophthalmoscope. Ainsi, sans parler de rétinite, Becker d'Heidelberg a signalé dans les artères de la rétine, au niveau de la papille, un reflux intermittent du sang caractérisé par l'alternative de rougeur et de pâleur au niveau d'émergence de l'artère, et ce reflux indiquerait le reflux du sang dans l'aorte.

Névro-rétinite des fièvres graves et des fièvres éruptives.

Dans les maladies graves adynamiques, accompagnées de septicémie, ainsi que dans les fièvres typhoïdes ou éruptives ataxiques, on observe parfois des lésions du nerf optique et de la rétine. C'est surtout dans la période aiguë, lorsque la maladie est compliquée de violent délire. Alors, le cerveau est malade, et la névro-rétinite est la conséquence de la lésion cérébrale.

En effet, la fièvre typhoïde, ataxique et adynamique, la variole, la varioloïde même, etc., entraînent dans le cerveau des méningites ou des méningo-encéphalites superficielles qui se révèlent dans l'œil par une névro-rétinite plus ou moins intense (voy. fig. 23 et 24 de l'Atlas). Je les ai déjà signalées dans d'autres publications[1]. La preuve qu'il s'agit bien de méningo-encéphalite chez ces malades, c'est que, après guérison, il y a quelquefois de l'amaurose incomplète ou une cécité absolue, et comme autres désordres, de la perte de la mémoire ou d'intelligence, de l'idiotie, de la folie ou des paralysies musculaires partielles plus ou moins graves. J'ai vu tous ces cas isolés ou réunis, et il n'est pas de médecin expérimenté qui ne sache que le délire aigu violent et prolongé d'une fièvre, ne soit la conséquence d'une péri-encéphalite diffuse, pouvant guérir, mais aussi pouvant laisser des désordres irréparables dans les fonctions intellectuelles, sensoriales et motrices.

Dans la période aiguë de cette névro-rétinite, la papille est rouge, gonflée, diffuse; ses contours sont effacés, peu apparents; les veines sont dilatées, et il y a souvent autour du disque papillaire une infiltration séreuse, claire, plus ou moins

1. E. Bouchut, *Traité des maladies des nouveau-nés*, page 1015, et *Dictionnaire de médecine et de thérapeutique*, article MÉNINGITE.

étendue. Si les malades guérissent, tout cela disparaît; mais, dans quelques cas plus graves, la lésion oculaire persiste, amène une sclérose et une atrophie papillaire blanche, nacrée, suivie d'amaurose.

Sur le cadavre, j'ai étudié avec soin les lésions du cerveau qui correspondent à cette névro-rétinite des fièvres. Voici ce que j'ai trouvé et qui est reproduit sur la figure VI du texte. La couche corticale est ramollie, adhérente à la pie-mère, et se

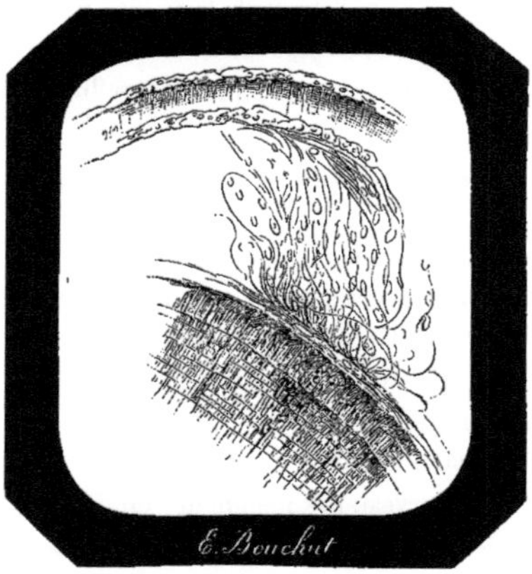

FIG. VI. — Couche corticale du cerveau et vaisseau capillaire de la substance cérébrale dont les parois sont infiltrées de leucocytes dans un cas de méningite typhoïde.

détache avec elle. Toute la surface est en quelque sorte villeuse, et elle est plus colorée que de coutume; son tissu est infiltré de leucocytes, ainsi que la gaîne lymphatique des petits vaisseaux capillaires où ils sont très-nombreux. La pie-mère est infiltrée de sérosité un peu louche dans laquelle on constate la présence de quelques rares globules purulents. Voilà ce qu'on peut appeler méningite des fièvres typhoïdes graves. J'en ai vu un grand nombre d'exemples ayant ce caractère, et il est rare de trouver une méningite typhoïde avec une notable quantité de pus[1]. Ces faits sont très-communs, et ils viennent d'être récemment étudiés de nouveau par Popoff dans le laboratoire de Recklinghausen. Voici ce que dit ce médecin :

« Chez douze individus emportés par la fièvre typhoïde, il y a eu des

1. A l'hôpital Beaujon cependant, mon interne vient d'observer un fait de fièvre typhoïde ataxique dans lequel on a trouvé à l'autopsie les méninges infiltrées de pus en proportion assez considérable.

lésions constantes revêtant le caractère d'une inflammation aiguë, et portant indifféremment sur les vaisseaux, sur la névroglie et sur les cellules ganglionnaires. Les altérations des canaux vasculaires consistaient en prolifération des cellules pariétales, dépôts de graisse et de pigment. Dans la névroglie, il a trouvé les noyaux en voie de scission. Les cellules ganglionnaires présentaient à la fois les phénomènes de prolifération active, scission et multiplication des noyaux, segmentation du protoplasma, et de pénétration de leurs parois par des corpuscules migrateurs. Ces derniers se rencontraient le long des vaisseaux et des fibres nerveux. Leur siége de prédilection se trouve être le voisinage des cellules ganglionnaires (espace périvasculaire) et l'intérieur de ces cellules. Quand par le fait de la préparation, des cellules venaient à se détacher, on voyait leurs parois percées d'orifices. »

Ces mêmes lésions, l'auteur les a retrouvées à la suite de processus inflammatoires développés expérimentalement chez les chiens et les lapins. Toutefois, dans le dernier cas, les altérations des éléments nerveux prédominaient, tandis que, dans le cas de fièvre typhoïde, la pénétration des cellules par les corpuscules migrateurs précède les phénomènes de prolifération. Un fait très-intéressant a été signalé par Popoff. Quand il injectait des matières colorantes dans la substance du cerveau, il retrouvait peu de temps après la plus grande partie du pigment dans l'intérieur des cellules. Celles-ci l'attiraient sans doute en vertu d'une affinité spéciale, car il était impossible de découvrir des corpuscules migrateurs chargés de matières colorantes qu'ils auraient pu déposer dans ces cellules. D'autre part, la même expérience, répétée sur le cadavre, n'aboutissait plus au même résultat. L'auteur a observé encore, à la suite de ces expérimentations, des cellules contenant des granulations, et qu'il considère comme étant des cellules nerveuses altérées par le processus inflammatoire[1].

Des faits semblables de péri-encéphalite et de lésions papillaires s'observent quelquefois dans la *variole*. Ainsi, Meunier a cité un cas de névro-rétinite variolique chez une femme de vingt-cinq ans qui, au onzième jour d'une varioloïde, eut de la diplopie, de l'obnubilation causées par « une exsudation grisâtre assez abondante, voilant les bords de la papille et s'étendant tout autour à une assez grande distance, plus marquée le long des veines qui sont distendues et variqueuses[2]. »

1. Popoff, *Virchow's Archiv*, t. LXIII, p. 421.
2. Meunier, page 72.

Névro-rétinite saturnine.

A part certains troubles d'accommodation qui s'observent quelquefois chez les sujets atteints par l'intoxication saturnine, il y a des troubles visuels pouvant aller jusqu'à l'amaurose et qui dépendent d'une rétinite ou d'une névro-rétinite très-évidente. J'en ai vu plusieurs exemples que j'ai reproduits dans les figures 95 et 96 de l'Atlas. Ces lésions ressemblent tout à fait à celle de la *névrite étranglée.* Toutefois, comme je n'ai jamais eu l'occasion de faire l'autopsie de ces malades, l'histologie du globe de l'œil malade chez un saturnin est encore à faire.

Ces lésions sont la conséquence d'une encéphalopathie caractérisée par l'hypertrophie de la substance cérébrale trop à l'étroit dans la boîte crânienne.

Je ne les ai étudiées qu'à l'ophthalmoscope et elles m'ont paru occuper soit le nerf optique tout seul, soit le nerf optique et la rétine avoisinante.

Dans le nerf optique j'ai vu, chez quelques malades, une hypérémie avec œdème comme lésion initiale ; puis, sans autre modification transitoire, l'atrophie comme terminaison.

Quand la lésion du nerf s'étend à la rétine, il se fait en même temps un œdème péripapillaire, qui précède de quelques jours l'apparition d'un exsudat gris, blanchâtre, entourant plus ou moins régulièrement le nerf optique, couvrant parfois la papille et semé d'hémorrhagies miliaires plus ou moins étendues.

Dans certains cas (fig. 95, 96, 116 de l'Atlas), tout le nerf optique et une partie de la rétine voisine étaient couverts par un exsudat énorme, ayant fait disparaître toutes les apparences habituelles du fond de l'œil. On ne voyait plus, ni la papille, ni les artères, ni les veines. Un exsudat blanchâtre irrégulier couvrait le tout, et dans cet exsudat on remarquait des vaisseaux qui sortaient ou rentraient en ondulant, de manière à montrer des fragments vasculaires sans suite évidente. Chose curieuse, avec des yeux ainsi altérés, j'ai vu pendant plusieurs mois une enfant âgée de treize ans qui restait occupée chez un imprimeur de la rue de Madame à décomposer les formes d'imprimerie, et elle voyait assez bien pour lire des caractères ordinaires.

Édouard Meyer a publié deux cas analogues[1]. On en doit d'autres à Hutchinson. Ce médecin pense que si l'intoxication saturnine peut amener une névrite optique avec amaurose[2], c'est l'hypertrophie cérébrale, cause de l'encéphalopathie saturnine, qui s'étend au nerf optique et l'altère de façon à affaiblir graduellement la vision.

1. E. Meyer, *Union médicale*, 1868.
2. Hutchinson, *Ophthalmic Hospital Reports*, t. VII, et *Annales d'oculistique*, juin 1873.

Névrite et Névro-rétinite diphthéritique.

A la suite de la diphthérite, et quelquefois des angines simples, il se montre parfois une paralysie du voile du palais avec amaurose temporaire, incomplète ou complète, avec paralysie des membres inférieurs à forme ascendante pouvant se généraliser, gagner le diaphragme, les muscles intercostaux, les muscles du cou et des bras, de façon à entraîner la mort par une asphyxie qui est due à l'immobilité des muscles respirateurs. Dans une forme moins grave et plus fréquente, il y a seulement paralysie du voile du palais et amaurose incomplète avec mydriase. Les malades voient mieux de loin que de près, et si, à courte distance, on les fait lire avec une carte percée d'un petit trou, ils voient ce qu'ils ne peuvent distinguer à l'œil nu. Maingault, sur cinquante cas[1], en note dix-sept dans lesquels cette amaurose temporaire a été constatée. Donders, Dor (de Berne), Colsmann, Scheby-Buck et quantité de médecins en ont observé d'autres.

L'amaurose tient dans ces cas à un trouble d'accommodation, à la mydriase et à un affaiblissement d'innervation de la troisième paire.

Dans les cas légers, le nerf optique ne présente rien d'anormal, et l'amaurose n'est qu'apparente, puisque les malades, voyant bien de loin sans distinguer les objets rapprochés, peuvent les voir cependant à travers un trou de carte ou avec des verres convexes.

Quand l'amaurose est réelle, les malades voient mal de près comme de loin et le trou de carte n'y fait rien. Alors le nerf optique est altéré, parce que le cerveau, la moelle et les racines des nerfs rachidiens sont malades. Il est plus ou moins fortement hypérémié, parfois voilé d'infiltration séreuse péripapillaire, et dans certains cas, si cet état dure longtemps, il se fait une altération de nutrition du nerf qui peut conduire à l'amaurose. Cusco en a publié un cas intéressant[2].

J'ai vu bien des faits de ce genre, la plupart m'offrant l'hypérémie optique et la suffusion séreuse péripapillaire (voy. fig. 105 et 106), mais je n'ai observé qu'une fois l'atrophie du nerf. On en verra la figure dans l'Atlas (voy. fig. 107).

Quelques oculistes, mal placés pour observer ces faits qu'ils ne voient qu'en petit nombre, par hasard, ont cru devoir contester l'existence de la névrite diphthéritique. Ils se sont trop hâtés. Quand ils auront plus d'expérience, ils trouveront

1. Maingault, *De la paralysie diphthéritique*. Paris, 1860.
2. Loubet, Thèse 1864.

l'occasion de vérifier l'exactitude de ce que je viens de dire. C'est à l'hôpital, et en suivant jour par jour l'ophthalmoscope à la main les malades de ce genre pendant quelques semaines, qu'on peut se faire une opinion sérieuse, car, si l'on examine le sujet une seule fois, on peut ne rien trouver et croire qu'il en sera ainsi toute la durée de la maladie. C'est sans doute là la cause de l'erreur. Mais, ce qui n'existe pas au début de l'amaurose peut se montrer un peu plus tard, lorsque les effets réflexes de la lésion spinale ont eu le temps de se produire.

En effet, le cerveau, la moelle, les racines des nerfs rachidiens, sont quelquefois malades. Et comme ce fait est démontré par l'autopsie, on comprendra que le nerf optique puisse être altéré dans sa structure de façon à justifier la présence de la névro-rétinite. Comme je l'ai dit [1] : Oertel a trouvé la prolifération nucléaire de la substance grise de la moelle avec petits foyers hémorrhagiques des cornes antérieures; la dégénérescence graisseuse des capillaires de la moelle; la multiplication nucléaire dans l'adventice des petites veines; l'exsudat de l'épithélium du canal central de la moelle l'obstruant presque en totalité [2]. De son côté, Buhl a trouvé dans les nerfs rachidiens, au niveau des racines antérieures et postérieures, un épaississement du tissu conjonctif avec des hémorrhagies; une prolifération nucléaire de la gaîne des nerfs entre les faisceaux de fibres et entre les cellules ganglionnaires des racines postérieures [3]. — Du moment qu'après la diphthérite, lorsqu'il y a complication de paralysie, les centres nerveux peuvent être malades, il n'y a plus rien de surprenant à ce que le nerf optique et la rétine soient altérés.

Névro-rétinite alcoolique.

Sichel [4] est le premier qui ait signalé les troubles visuels et l'amaurose que produit l'abus des alcooliques, ainsi que les lésions de la rétine et du nerf optique qui en résultent. L'existence de ces altérations ne saurait surprendre, puisque l'alcoolisme détermine l'inflammation chronique des méninges et du cerveau. De l'encéphalopathie alcoolique à la névro-rétinite il n'y a pas loin, et la clinique montre que la coïncidence de ces deux faits est très-réelle.

D'après Sichel, il y a dans ces cas congestion chronique de la rétine; parfois, selon Galezowski, suffusion séreuse de cette membrane et constamment une

1. E. Bouchut, *Traité des maladies des nouveau-nés*, p. 997.
2. Deutsch, *Archiv*. III, p. 248.
3. Buhl, *Zeitschrift für Biologie*, III, p. 256.
4. Sichel, *Annales d'oculistique*, 1863.

anesthésie rétinienne vis-à-vis de certaines couleurs composées, comme sont le vert et le violet[1]. Chez d'autres malades il fait une véritable névrite optique, qui aboutit au bout d'un certain temps à la désorganisation du nerf optique et à l'atrophie blanche de la papille.

Ce qu'il faut savoir, c'est que la maladie de l'œil n'est pas le phénomène primitif de l'empoisonnement alcoolique. Elle n'est qu'une conséquence de l'altération des méninges et du cerveau, qui présentent des caractères évidents d'une phlogose chronique, amenant du tremblement des mains, de l'affaiblissement intellectuel, du délire ou de la paralysie générale et de la folie.

Névro-rétinite nicotinique.

L'abus du tabac à fumer a les mêmes inconvénients que l'abus de l'alcool, et s'il n'entraîne pas de péri-encéphalite diffuse comme l'alcool, il produit une affection sclérosique de la moelle qui remonte graduellement au cerveau. Il en résulte des troubles visuels que Sichel a fait connaître[2] et qui ont été signalés ensuite par Mackenzie, Davy, Hutchinson, Desmarres père et tous les médecins.

Selon Sichel, les troubles visuels pouvant aller jusqu'à l'amaurose résulteraient d'une congestion chronique passive, persistante, de la rétine, et les éléments nerveux offriraient une anesthésie graduelle qui paralyserait leur action. Cela est vrai, mais cette hypérémie des vaisseaux rétiniens n'est qu'une conséquence de l'état chronique inflammatoire que l'empoisonnement a produite dans la moelle et dans le cerveau. La preuve, c'est que certains fumeurs ainsi affectés de la vue présentent des vertiges, de la faiblesse des membres, de la paraplégie et quelquefois aussi des phénomènes de paralysie générale avec aliénation. Follin a cité un cas de ce genre[3] et j'en ai vu plusieurs exemples.

SECTION III

RÉTINITE D'ORIGINE CÉRÉBRALE

La rétinite d'origine cérébrale n'existe jamais seule. Elle est toujours associée à la névrite optique, dans une proportion plus ou moins considérable. Tantôt limitée à la circonférence du nerf optique où se trouve l'œdème péripapillaire, avec

1. Galezowski, *Diagnostic des maladies des yeux par la chromatoscopie*. Paris, 1868
2. Sichel, *Annales d'oculistique*, 1865.
3. Follin, *Dictionnaire encyclopédique des sciences médicales*, art. AMAUROSE.

ou sans stéatose consécutive à la phlegmasie rétinienne, et tantôt disséminée, elle est caractérisée d'abord par l'hypérémie des veines rétiniennes et des veinules afférentes qui deviennent très-nombreuses. Je n'ai jamais constaté la rougeur ni la cyanose de la rétine signalées par de Jæger et de Wecker[1]. Ces confrères, qui traitent en termes peu convenables des collègues qui, je crois, ne sont pas sans mérite, devraient être plus réservés, car le livre qui leur est commun renferme des observations et des chromolithographies où l'on peut signaler bien des erreurs de diagnostic et une foule d'hypothèses que la science ne saurait accepter. D'ailleurs, aucune de leurs observations n'est accompagnée d'autopsie et d'histologie de l'œil malade.

La rougeur de la rétine, au début de la rétinite, est une de ces hypothèses. C'est une affirmation théorique et rien de plus. Avec un peu de réflexion, nos confrères auraient pu comprendre que le fait est anatomiquement impossible. La rétine n'a que très-peu de petits vaisseaux, ce n'est pas ce qu'on appelle une membrane vasculaire. Il n'y a, au début de la rétinite, qu'une légère augmentation de vascularité sans rougeur du tissu nerveux rétinien, qui reste transparent et laisse apercevoir la rougeur subjacente de la choroïde. Cette vascularité accompagne l'hypérémie du nerf optique, dont les fibres nerveuses sont toujours altérées. A l'hypérémie des vaisseaux rétiniens s'ajoute constamment un œdème péripapillaire qui s'étend quelquefois le long des veines principales et qui gagne le tissu de la rétine, dont les éléments se désorganisent en différents points, par suite d'une stéatose disséminée, appréciable seulement au microscope, ou d'une stéatose en plaques blanches et parfois en nodules opaques bien caractérisés. Dans plusieurs cas de méningite tuberculeuse, j'ai vu plusieurs de ces granulations que j'ai d'abord considérées comme des exemples de tubercules de la rétine, ce qui est très-vraisemblable en raison de la forme miliaire, de la couleur blanche de l'amas d'éléments embryonnaires qui les constitue, ou de leur structure graisseuse qui est celle des tubercules caséeux. Mais, pour ne pas faire d'hypothèse, on peut les considérer, d'après l'analyse histologique, comme des cas de stéatose nodulaire formée dans les myélocytes de la rétine (voy. fig. VII du texte). Dans ma pensée, ce sont de petits exsudats inflammatoires miliaires, subissant la régression graisseuse. Ces faits sont assez nombreux. J'en ai publié plusieurs, et en voici quelques-uns.

Chez une enfant de sept ans, nommée Moncourier, morte de méningite tuberculeuse, dont l'observation a été recueillie en 1866[2], j'ai trouvé, avec Ordonez,

1. Jæger, *Atlas d'ophthalmoscopie*, p. 93.
2. Bouchut, *Mémoires de la Société de biologie*, 1866, et *Gazette médicale de Paris*, 1867.

dans la rétine, à une petite distance de la papille, trois petits groupes légèrement jaunâtres, visibles à l'œil nu, et avec la loupe nettement limités. Au microscope, ces points étaient totalement composés de granulations de graisse, même de gouttelettes assez volumineuses (voy. fig. VIII du texte). Les autres couches de la rétine n'offraient rien d'anormal, si ce n'est la couche des myélocytes, où l'on voyait quelques-uns de ces éléments offrir un volume parfois triple du volume ordinaire et être presque transparents, parfaitement sphériques.

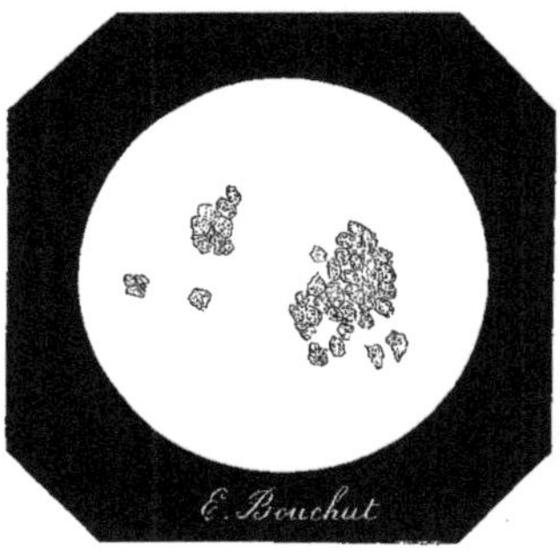

FIG. VII. — Granulation rétinienne dans un cas de méningite tuberculeuse (500 diamètres).

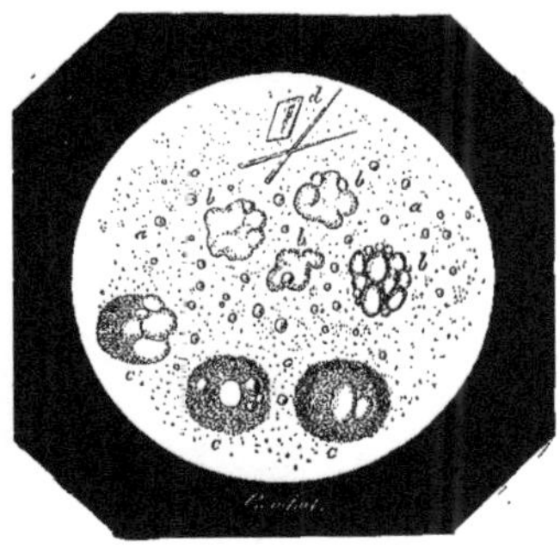

FIG. VIII. — Tubercule caséeux de la rétine. — *a a*, granulations moléculaires, graisseuses et grises, — *b b b b*, corpuscules irréguliers, dits corpuscules de tubercule en régression graisseuse. — *c c c*, cellules pigmentaires de la choroïde à différents degrés de dégénérescence graisseuse ou *stéatose*. — *d*, petits cristaux de phosphates de magnésie et de phosphate ammoniaco-magnésien

Il n'y avait rien de particulier dans les vaisseaux sanguins, et dans la *choroïde* la couche interne ou vernis de la choroïde n'existait plus. On trouvait dans la préparation quelques rares cellules entièrement dépigmentées. Quant à la couche externe ou *lamina fusca* elle existait partout, mais évidemment les granulations pigmentaires étaient beaucoup plus pâles qu'à l'état normal (fig. VIII du texte).

La même année 1866, dans un autre fait[1], j'ai vu sur la rétine trois petites taches jaunâtres, qui, sous le microscope, étaient composées de granulations graisseuses, et j'ai vu aussi que cette matière grasse provenait de la régression des éléments de la rétine, puisque, autour de ces taches, on trouvait les éléments normaux reconnaissables, mais déjà infiltrés de granulations athéromateuses.

1. Bouchut, *même travail* (obs. XVII).

Dans un fait de méningite chronique[1] datant de deux mois, l'ophthalmoscope ayant révélé une névro-rétinite avec semis de granulations moléculaires grisâtres, le microscope m'a permis de voir avec Ordonez qu'il s'agissait de granulations graisseuses de la rétine également dues à la régression des éléments de la couche des myélocytes.

Dans certains cas, les vaisseaux de la rétine sont altérés, granuleux, friables et se déchirent pour donner lieu à des *hémorrhagies* plus ou moins étendues dans la couche rétinienne des grains ou dans la gaine lymphatique du vaisseau. En 1865[2], j'ai publié dix faits d'hémorrhagie de cette nature et depuis lors j'en ai recueilli bien d'autres. Dans ce livre, page 56, se trouve également un cas d'hémorrhagie dans la gaine celluleuse du vaisseau que j'ai appelé *anévrysme faux primitif des veines de la rétine.*

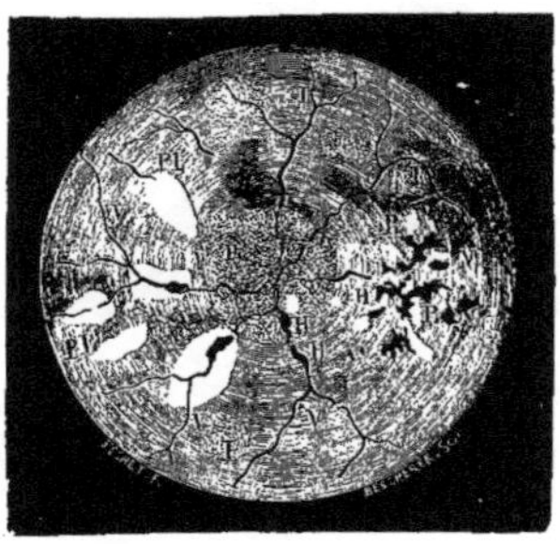

FIG. IX. — Méningite chronique avec névro-rétinite. — Nerf optique disparu sous la sclérose, plaques blanches de la rétine, stéatose rétinienne, hémorrhagies des veines de la rétine, dépôt de graisse et de pigment autour de la macula.

A une époque plus avancée, la rétine est désorganisée dans la presque totalité de son étendue postérieure, et elle est couverte de stéatose en plaques blanches plus ou moins étendues et parfois de sclérose péripapillaire. Ses vaisseaux sont petits, s'enfoncent çà et là dans les exsudats graisseux et semblent interrompus ; ils sont granuleux et friables, des hémorrhagies miliaires les environnent en plus ou moins grand nombre (voy. fig. 55 et 116 de l'Atlas).

C'est généralement la stéatose qui domine, mais chez quelques sujets c'est de la sclérose. En voici un exemple, figure 38 de l'Atlas, et dont je publie ici la gravure, figure IX du texte.

1. Bouchut, même mémoire (obs. XVII).
2. Bouchut, *Diagnostic des maladies du système nerveux par l'ophthalmoscope*, p. 51 et 56.

Dans quelques cas, sur un point ou sur l'autre de la membrane se trouvent des amas de pigment dont l'origine n'est pas encore bien connue. Les uns les considèrent comme des reliquats d'hémorrhagie résorbée, tandis que pour d'autres c'est un produit d'inflammation. Avec ces altérations de la rétine coïncident celles du nerf optique, dont le disque papillaire est voilé par l'exsudation granulo-graisseuse (voy. fig. 26, 27, 30, 38, 39, 50, 51, 52, 44, 58, 67, 73, 82 de l'Atlas), et dont la tige est plus ou moins loin vers le cerveau désorganisé par une dégénérescence semblable ou par l'hyperplasie conjonctive.

Hypertrophie variqueuse des tubes nerveux de la rétine et du nerf optique.

A côté des altérations rétiniennes dont je viens de parler, et qui accompagnent les maladies cérébro-spinales et diathésiques, il est une autre espèce d'altération que j'ai signalée avec Ordonez en 1865 et qui a été indiquée plus tard par Zenker, puis étudiée par H. Müller, Roth (de Greeswald)[1], etc. Cette lésion consiste dans l'hypertrophie variqueuse des tubes nerveux de la rétine et des granulations blanchâtres miliaires de cette membrane (voy. fig. X du texte).

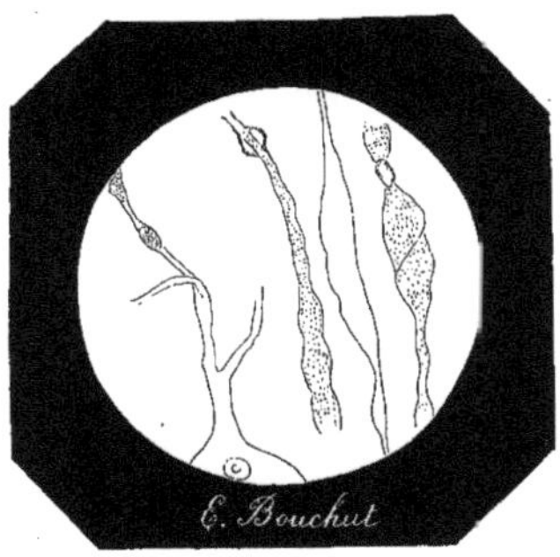

FIG. X. — Hypertrophie variqueuse des tubes nerveux de la rétine dans un cas de méningite tuberculeuse.

Roth en publie un cas chez un sujet atteint de lésion des cellules de la substance grise de la moelle épinière et quatre autres chez des sujets cachectiques, dont l'un avait des foyers caséeux dans les ganglions du mésentère.

1 Roth, *Virchow's Archiv*, 13 juin 1872.

L'hypertrophie variqueuse des tubes nerveux de la rétine consiste dans un épaississement fusiforme rarement cylindrique du cylindre axile, avec augmentation d'éclat et de densité des tubes. Les réactifs démontrent la présence du corps albumineux du cylindre d'axe au niveau des endroits épaissis. Cette tuméfaction se montre tantôt dans toute la longueur du tube nerveux, tantôt à son extrémité, tantôt sur quelques points de son étendue, ce qui donne à la fibre nerveuse un aspect irrégulièrement renflé, très-bizarre.

Ces varicosités sont homogènes ou granuleuses, et l'on y rencontre fréquemment des amas nucléaires qui leur donnent l'aspect de cellules ganglionnaires. Avec cette lésion se trouvent quelquefois dans la rétine des corps amylacés (obs. II de Roth); des nodules blanchâtres, très-petits, formés de tubes renflés, entourés de noyaux fusiformes et cylindriques et de quelques corps amylacés (obs. III); des nodules blanchâtres de même nature, entourés de capillaires ayant subi la dégénérescence granulo-graisseuse (obs. IV); même lésion, plus une extravasation sanguine, placée entre la rétine et la choroïde, et à côté un nodule jaunâtre, formé de leucocytes altérés et graisseux (obs. V, d'un malade mort d'arthrite purulente avec foyers métastatiques du poumon); enfin, des taches blanches de la rétine formées de cellules granuleuses et de tubes nerveux hypertrophiés (obs. VI).

Dans tous ces cas, liés, soit à une maladie de la moelle, soit à des affections septicémiques, on a trouvé les mêmes lésions consistant en varicosités des tubes nerveux, cellules granuleuses, dégénérescence graisseuse des capillaires, corps amylacés et exsudation sanguine, comme dans la rétinite albuminurique et dans quelques maladies intra-crâniennes. C'est une rétinite diathésique liée à l'état général du sujet, analogue à celles que j'ai décrites précédemment, et qui prouve que l'organisme ne peut être longtemps ni gravement malade, sans que la nutrition de tous les tissus s'altère profondément.

SECTION IV

NÉVRITES OPTIQUES ET NÉVRO-RÉTINITES PAR DIATHÈSE, PAR INTOXICATION ET PAR MALADIES GÉNÉRALES

Névro-rétinite albuminurique.

A côté de la rétinite d'origine cérébrale provoquée par la méningite aiguë et chronique, par l'encéphalite chronique primitive, par l'encéphalite cardiaque, par les tumeurs du cerveau, par les maladies de la moelle épinière, etc., etc., il y a une *rétinite* dite *albuminurique*, fréquente chez les adultes, rare chez les enfants, qu'on ferait peut-être mieux de considérer comme une *névro-rétinite* et dans laquelle les lésions sont extrêmement marquées. C'est le type de la phlegmasie rétinienne.

Elle a été décrite pour la première fois en 1850 par Turck[1], puis par Henock

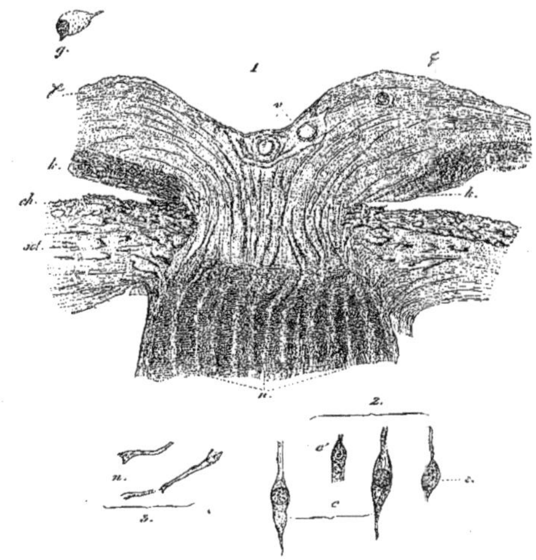

Fig. XI. — 1. Section à travers l'entrée du nerf d'un individu mort de la maladie de Bright à l'hôpital général de Hambourg *v*, coupe des vaisseaux. *f*, couches des fibres. *k*, couche granuleuse. *ch*, choroïde. *sl*, sclérotique. *n*, fibres nerveuses. — 2. Bâtonnet et grains des cônes avec un contenu finement granulé (dégénérescence graisseuse). *c*, grains du bâtonnet *c*, cônes. *c'*, cône rompu pendant la préparation. — 3. Fibres nerveuses de la couche des fibres. *g*, cellules ganglionnaires[3].

en 1852, d'après l'étude de l'œil des cadavres, longtemps avant qu'on ait pu la reconnaître pendant la vie avec l'ophthalmoscope. Ce sont les troubles visuels de l'albuminurie, signalés par Landouzy en 1848, qui l'ont fait découvrir pendant la vie, en forçant les médecins à rechercher la cause anatomique de cette variété d'amaurose. Puis, l'ophthalmoscope ayant permis de reconnaître sur le malade ce que la clinique avait fait découvrir, et ce que l'anatomie pathologique avait établi, on connaît à présent très-bien la névro-rétinite engendrée par certains cas d'albuminurie (fig. XI et XII du texte).

Elle débute par une congestion choroïdienne et une hypérémie assez prononcée

1. Turck, *Zeitschr. der Wiener Aerzte*, 1850.
2. Henock, *Canstatt's spec. Pathologie*. Erlangen, 1852.
3. Mohammed Off, *Altérations des membranes internes de l'œil dans l'albuminurie et le diabète*. Thèse. Paris, 1870.

des veines et veinules de la rétine, accompagnées de suffusion séreuse autour de la papille et parfois le long des plus grosses veines, ce qui produit un gonflement énorme (fig. XII du texte, 99 et 100 de l'Atlas).

La rétine, qui d'abord reste transparente, sauf sur les points œdématiés, s'altère sans présenter encore de lésions visibles à l'ophthalmoscope. Elle s'infiltre de granulations et de gouttelettes graisseuses, surtout aux environs de la papille et dans les couches externes de cette membrane. Meunier[1], qui a eu l'occasion d'étudier plusieurs cas de ce genre, dit y avoir trouvé en même temps des corps granuleux en assez grand nombre, et la couche externe des grains est celle qui en renferme le plus. « Les éléments, au lieu d'être réunis les uns près des autres, sont séparés par une matière granuleuse extrêmement abondante et les fibres et les cellules ne présentent aucune altération (page 13). »

Les vaisseaux offrent de l'œdème et une telle hypertrophie de leurs parois, que la membrane adventice, remplie de noyaux et de corps fusiformes, est

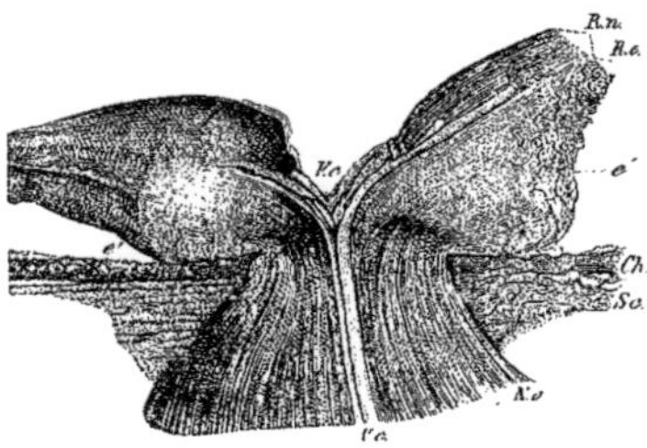

FIG. XII. — Tuméfaction de la rétine dans l'albuminurie, d'après Schweigger. — *Vc*, vaisseaux centraux *Rn*, rétine; *e'*. rétine infiltrée; *Ch*. choroïde; *No*. nerf optique; *Sc*. sclérotique.

quelquefois triplée de volume. Quant aux capillaires, ils offrent, comme l'ont établi Warlomont[2] et Schweigger[3], une infiltration granulo-graisseuse très-considérable des parois, surtout au voisinage de la macula. C'est là ce qui explique la friabilité de ces vaisseaux et la formation des hémorrhagies capillaires rétiniennes, car je ne crois pas, comme l'ont dit Virchow[4] et Mackenzie, que ces ruptures soient le résultat de l'altération du sang par la diminution de l'albumine et l'excès d'urée.

1. Meunier, Thèse inaugurale, 1868.
2. Warlomont, supplément à Mackensie, *Traité pratique des maladies de l'œil*. Paris, 1866.
3. Schweigger, *Leçons d'ophthalmoscopie*. Paris, 1865.
4. Virchow, *Virchow's Archiv für Path.*, t. X.

Ces hémorrhagies occupent la couche externe de la rétine et de préférence le voisinage de la papille, qui sont les parties les plus vasculaires. Elles se résorbent sans laisser de trace visible à l'ophthalmoscope, ou bien en donnant lieu à la formation d'une matière grisâtre ou noire, constituée par la graisse des cristaux d'hématine et du pigment (voy. fig. 99 de l'Atlas).

Dans certains cas, il n'y a que de la névrite optique et des hémorrhagies de la rétine le long des vaisseaux, sans aucune stéatose rétinienne appréciable à l'ophthalmoscope. On peut en voir un exemple sur la figure 100 de l'Atlas.

Plus tard, la dégénérescence graisseuse ayant augmenté, il en résulte une stéatose visible à l'ophthalmoscope, et caractérisée par des plaques blanchâtres plus ou moins étendues, ou par des granulations isolées, parfois isolées confluentes : c'est la *stéatose rétinienne nodulaire* ou *diffuse*. La première occupe les environs de la papille, et de préférence le voisinage de la macula, tandis que l'autre environne habituellement et couvre parfois le nerf optique. Liebreich [1] Hugo-Magnus [2], etc., ont publié de belles figures [3] de cette altération. On en trouvera aussi un exemple dans la figure 99 de cet Atlas.

« Ces taches sont principalement formées de matière graisseuse. On y trouve de grosses vésicules réfractant la lumière en jaune clair ; elles contiennent tantôt un liquide homogène, tantôt des gouttelettes séparées par des granulations brillantes. Les vésicules complètes sont rares, la plupart ont leurs parois rompues, les granulations et les gouttelettes se sont répandues entre les éléments de la rétine, qui sont dissociés et épars au milieu des produits de nouvelle formation. Au milieu de cette stéatose se trouvent des corps granuleux en grand nombre, réunis ou isolés, occupant surtout la couche des cônes et des bâtonnets. » (Meunier.)

Les myélocytes, à leur tour, finissent par être atteints de la stéatose, et ils disparaissent dans l'infiltration graisseuse. Il en est de même des cellules et des fibres nerveuses. Les premières deviennent troubles, se remplissent de granulations et augmentent de volume. Souvent alors leur paroi se crève et leurs noyaux apparaissent isolés ou entourés de granulations jaunâtres développées dans le protoplasma. Les fibres nerveuses s'épaississent graduellement et forment des renflements qui atteignent parfois des dimensions telles, que l'on

1. Liebreich, *Atlas*, pl. IX, fig. 1 et 2.
2. Magnus, *Atlas*, pl. VI, fig. 1 et 2.
3. Meunier, thèse, page 19.

se demande si l'on n'a point affaire à des cellules nerveuses. Mais en suivant la fibre dans son trajet, on la voit présenter de nouveaux renflements plus petits, remplis comme les premiers par des granulations... Dans l'intervalle des fibres, le tissu cellulaire a subi une hypergenèse active ; les préparations traitées par le carmin et l'acide acétique montrent en effet une active prolifération des éléments cellulaires, les noyaux sont surtout gros et nombreux dans l'adventice qui offre aussi de nombreux corps fusiformes, preuve de la végétation du tissu lamineux »[3]. (Meunier.) Il y a là une véritable sclérose.

Cette altération du tissu nerveux n'est pas bornée à la rétine. Elle s'étend à la papille qui est couverte par l'exsudat et au nerf optique dont la structure est altérée. J'ai eu l'occasion de m'en convaincre plusieurs fois, et il suffit de regarder les figures chromo-lithographiques de Liebreich, Hugo, Meunier, etc., pour voir l'exactitude de cette opinion. Aussi devra-t-on désormais considérer l'altération du fond de l'œil dans l'albuminurie comme une névro-rétinite liée à une lésion cérébrale. En effet, l'altération peut occuper aussi les méninges et le cerveau. Chez quelques malades, on trouve une infiltration séreuse des méninges, avec l'altération de la substance corticale qui explique certaines amauroses sans lésion ophthalmoscopique, et certaines éclampsies produites par la maladie en dehors de toute influence urémique [1].

Chez beaucoup de malades, l'altération s'étend aussi à la choroïde, et il se fait une atrophie considérable des cellules pigmentaires qui disparaissent dans une plus ou moins grande étendue. C'est absolument la même chose que dans la méningite tuberculeuse.

D'après Meunier, et cet auteur a raison, les plaques blanches de la névro-rétinite albuminurique ne seraient pas toujours exclusivement de nature graisseuse. La stéatose n'en serait que le principal élément, et il y en a dans lesquelles on trouve aussi des matières albuminoïdes coagulées, car après l'addition d'acide acétique, au bout d'un certain temps, on voit apparaître des fibrilles évidentes.

Pour Wagner même, il y a des cas où ces plaques, ne renfermant pas de graisse, seraient formées de fibrine altérée.

Quoi qu'il en soit, ces plaques sont presque toujours formées par de la

1. Voyez Bouchut. *Traité des maladies des nouveau-nés*, 6e édition, Paris, 1873, ENCÉPHALOPATHIE ALBUMINURIQUE.

graisse. C'est une véritable stéatose rétinienne consécutive à la suffusion sanguine et séreuse des membranes de l'œil, produite par l'albuminurie, ou déterminée par l'irritation que les hémorrhagies de la rétine provoquent dans son tissu. La première de ces hypothèses est la plus vraisemblable, car on sait qu'il n'est pas de tissu hypérémié dont la nutrition moléculaire ne s'altère très-rapidement.

Ces plaques peuvent-elles disparaître? On dit avoir vu des exemples de guérison, et je crois que, dans ce cas, il doit y avoir eu erreur. On aura pris quelque exsudat fibrineux blanchâtre pour une plaque de stéatose, et alors il n'y aurait rien de surprenant qu'un exsudat inflammatoire de cette nature ait pu se résorber. Mais une véritable dégénérescence graisseuse de la rétine ne guérit pas.

Rétinite leucémique.

Liebreich[1] dit avoir trouvé chez six malades leucémiques des altérations de la rétine presque semblables à celles qu'on rencontre dans l'albuminurie. Becker de Heidelberg en a vu deux cas[2], Leber en a vu un et Perrin deux, ce qui fait onze en tout. L'un des cas a été récemment étudié anatomiquement par Poncet, et je vais plus loin donner le résumé de ses recherches.

Aucun des leucémiques que j'ai vus ne m'a présenté de lésion semblable, et je n'ai aucune expérience à cet égard. Je me contenterai donc de reproduire les observations des honorables confrères que je viens de citer.

Dans ces cas, les veines, variqueuses et flexueuses, sont d'un rose pâle, les artères, ténues, ont une couleur orangé clair, et les vaisseaux de la choroïde, apparents dans quelques points, sont d'un jaune tendre. Une exsudation de même couleur voile les contours de la papille et cache en quelques endroits les vaisseaux. On peut trouver de petites plaques blanchâtres et arrondies, disséminées vers la périphérie de la rétine, ce qui les distingue un peu des plaques à peu près semblables de l'albuminurie, et qu'on ne rencontre ordinairement qu'au voisinage de la papille et de la macula. Quelquefois il y a aussi des hémorrhagies plus ou moins étendues, dont la plupart, d'après Poncet, offrent au centre un point blanchâtre, dû à l'accu-

1. Liebreich, *Atlas*.
2. Becker, *Congrès ophthalmologique de Heidelberg*, 1868.

mulation de leucocytes. Ici encore on lit dans le fond de l'œil une maladie diathésique; et en voyant des amas de leucocytes extravasés dans l'œil, on peut conclure qu'il y en a dans le cerveau et dans tous les organes. (Voy. fig. 104 de l'Atlas)[1].

D'après Recklinghausen, la rétine serait le siége d'une sclérose des fibres nerveuses, semblable à celle qu'on observe dans la rétinite albuminurique, et il faut ajouter, selon Becker et Leber, que les taches blanches et arrondies de la rétine, ainsi que les stries qui accompagnent les vaisseaux, sont formées par une accumulation de leucocytes venus du sang par transsudation.

Ces faits ont été contestés dans leur interprétation par Perrin[2] qui pense qu'il n'y a pas de forme de rétinite spéciale à la leucocythémie, et possédant des caractères propres à la faire distinguer de ce qui n'est pas elle, et en particulier de la rétinite albuminurique.

Dans un cas qui lui fut présenté par Godelier, il constata des deux côtés, à des degrés différents de développement, l'existence d'une rétinite caractérisée comme il suit : la papille optique, jusqu'à la région équatoriale, est uniformément laiteuse. Son défaut de transparence masque la netteté des bords de la papille et des contours des vaisseaux. Les artères sont pâles, de dimensions normales ; les veines sont plus volumineuses qu'à l'état normal, sinueuses, animées de battements très-apparents : elles offrent une *teinte bleu foncé* (cette teinte bleue chez un anémique est chose impossible).

Le champ de la rétine est parsemé de taches ecchymotiques striées sur leurs bords, variables en étendue et dont les plus grandes représentaient environ la moitié des dimensions de la papille. Leur teinte est d'un rouge vif, comme on les rencontre dans d'autres formes de rétinite, et en particulier dans la rétinite albuminurique. Sur aucun point la rétine ne présente d'autres altérations.

Ce malade, épuisé par des hémorrhagies internes, succomba quelques jours après cet examen, et l'on put constater les diverses altérations qui avaient été reconnues sur le vivant.

Ce fait diffère sur un point essentiel de ceux que Liebreich a attribués à cette forme spéciale de rétinite qu'il a appelée la rétinite leucémique. Dans les cas de Liebreich, les veines volumineuses, flexueuses, étaient non pas de couleur

1. Cette figure est empruntée à M. Liebreich.
2. Perrin, *Gazette des hôpitaux*, 1874, p. 419.

bleue, mais d'un rose pâle, les extravasations sanguines étaient de même nuance; les artères ternes, de couleur orangé clair; enfin les vaisseaux choroïdiens, visibles sur quelques points, paraissaient d'un jaune tendre. Enfin la région de la macula présentait des petites taches irrégulières et le champ rétinien était parsemé de petites masses rondes, semblables à celles que l'on rencontre dans la rétinite albumineuse. Chez le malade de Perrin, il n'existait ni taches irrégulières, ni productions pathologiques figurées sur la rétine; chez lui, les artères affectaient la teinte rouge éteint qu'on leur connaît dans tous les cas où la rétine a perdu sa transparence. Chez lui aussi, les veines rétiniennes, le réseau choroïdien et les extravasats sanguins n'empruntaient aucun caractère spécial à l'état profondément leucémique du sujet.

D'après ces différences, Perrin croit que la rétinite leucémique doit se réunir à la rétinite albuminurique, qu'il faut les confondre d'autant mieux que la leucémie est souvent associée à l'albuminurie. Cette conclusion n'est pas rigoureuse, et il est fâcheux que, dans ce fait, lorsqu'il pensait constater une rétinite albuminurique chez un leucémique, il n'ait pas indiqué l'état des urines du malade.

Chose importante à dire, ce fait a été publié un peu plus tard par Poncet[1], avec de nouveaux détails et avec des résultats différents. D'abord, il déclare que les urines étaient albumineuses, de sorte que le malade était à la fois albuminurique et leucémique.

Puis, après avoir préparé l'œil, il déclare avoir trouvé des lésions spéciales à la leucémie, affirmation peu concluante, puisque le malade avait de l'albuminurie, et qu'il a dû lui être impossible de dire quelles lésions appartenaient à la leucémie et quelles lésions appartenaient à l'albuminurie.

Quoi qu'il en soit, la rétinite leucémique est caractérisée par de nombreuses hémorrhagies ponctuées, ayant un point blanc central, et disposées en rayons autour de la papille.

Ces hémorrhagies sont composées en grande partie de *globules blancs* et occupent les intervalles cellulaires du nerf optique en arrière de la lame criblée, la papille elle-même dont elles augmentent le relief ou l'épanouissement des fibres nerveuses. On en trouve aussi à la retine : 1° sous la limitante interne où elles amènent une prolifération des cellules périphériques; 2° dans

1. Poncet, *Archives de physiologie*, 1874, p. 496.

l'épaisseur même du nerf optique, surtout dans la gaîne des vaisseaux ; 3 sous la rétine, en avant de la choroïde, et alors elles occupent de préférence le point le plus mince de cette membrane, la tache jaune.

Ces hémorrhagies de leucocytes et de globules rouges fusent, soit dans la direction des fibres du nerf optique, soit en longeant les fibres de Müller, et les globules rouges peuvent descendre jusqu'aux bandes des cellules sympathiques et des grains.

Malgré ces épanchements de globules rouges et blancs, les éléments propres de la rétine restent dans un état d'intégrité absolue ; fibres du nerf optique, cellules sympathiques, grains, cônes et bâtonnets, toutes ces parties peuvent rester saines.

Çà et là existent des blocs colloïdes existant sous la limitante interne comme suite des hémorrhagies.

La choroïde est gorgée de globules blancs, mais ne présente ni hémorrhagies, ni transsudation de leucocytes.

La vue n'est pas très-altérée, et s'il y a diminution de l'acuité visuelle et du champ de la vision, cela semble résulter de l'action mécanique des leucocytes qui font écran, car les éléments de la rétine restent sains. Le contraire a lieu dans la rétine des albuminuriques.

Enfin, d'après les résultats un peu différents signalés par les médecins qui se sont occupés de la question, il faut admettre dans cette rétinite trois périodes : 1° la période de réplétion des vaisseaux par les globules blancs ; 2° une période d'hémorrhagie ; 3° une période probable mais non démontrée de petites tumeurs leucémiques qui seraient l'organisation en tissu propre des leucocytes épanchés.

Comme on le voit, ces altérations ont quelque chose de particulier qu'on ne trouve pas dans la rétinite albuminurique, et bien que Perrin ait prétendu réunir en une seule ces deux formes de rétinite, elles doivent rester parfaitement distinctes l'une de l'autre.

Rétinite glycosurique.

Comme l'albuminurie, le diabète sucré ou *glycosurie* peut produire des troubles visuels en rapport avec des altérations intra-oculaires. Dans quelques cas, c'est une lésion de nutrition du cristallin qui occasionne la cataracte, et chez d'autres malades c'est une amaurose produite par lésion de la rétine, ou du nerf optique et de la rétine à la fois.

La rétinite et la névro-rétinite qui se rattachent à la glycosurie ressemblent beaucoup à la névro-rétinite de l'albuminurie (fig. 101 et 102 de l'Atlas). Desmarres père l'a dit le premier en 1860, et tout le monde depuis a pu se convaincre de la réalité du fait.

Chez quelques malades, la papille est pâle, parfois excavée, un peu atrophiée au centre ou dans toute sa largeur. Ses vaisseaux sont petits, peu colorés, et dans sa trame existe une hypertrophie du tissu cellulaire avec infiltration de corpuscules amylacés au milieu de granulations graisseuses. Une notable atrophie existe aussi dans la rétine[1]. Galezowski a publié un fait semblable quant à l'atrophie optique, mais de plus la rétine offrait de la stéatose en plaques et des hémorrhagies interstitielles.

Toutefois, il faut prendre garde de rapporter à l'influence glycosurique des lésions qui devraient être attribuées à l'albuminurie. On sait, en effet, que l'albuminurie vient souvent compliquer le diabète d'une façon passagère ou permanente, et que, dans les cas où l'on trouve la névro-rétinite glycosurique caractérisée par des plaques blanchâtres de stéatose, on doit ne pas se hâter de conclure et rechercher s'il n'y a pas ou s'il n'y aurait pas eu d'état albuminurique.

Ailleurs, au lieu d'une atrophie optique blanche avec rétrécissement des artères, il y a une véritable névrite optique caractérisée par l'hypérémie très-caractérisée du nerf, dont la circonférence est noyée dans un œdème péripapillaire étendu. L'autopsie fit découvrir une infiltration graisseuse et une sclérose rétinienne assez étendues en même temps qu'une prolifération énorme du tissu conjonctif et de graisse dans le nerf optique. J'ai vu un fait de ce genre (voy. fig. 101 de l'Atlas), et l'on peut voir à ce sujet une observation de Meunier[2] et deux figures de E. de Jæger[3].

Dans tous les cas de ce genre, on trouve une dégénérescence granuleuse des parois capillaires plus ou moins prononcée, et c'est ce qui explique, soit les hémorrhagies de la rétine, soit la stéatose des éléments de cette membrane.

Ces altérations ont été bien étudiées, à l'aide du microscope, par Meunier[4] et par plusieurs histologistes. Voici en quoi elles consistent :

1. Lécorché, *Gazette hebdomadaire*, 1861. — Testelin, *Annales d'oculistique*, 1863, t. XLIX, p. 263.
2. Meunier, *loc. cit.*, p. 67.
3. Jæger, planches XIII et XIV.
4. Meunier, p. 68.

Taches jaunes de la rétine. — Cônes volumineux, globules de graisse abondants dans la couche des grains, surtout la couche intergranuleuse, et quelques-uns dans la couche des cellules nerveuses. La membrane limitante, épaissie, traversée par des fibres qui partent des cellules nerveuses et vont jusqu'à son bord. Les vaisseaux paraissent normaux. Un grand nombre des fibres amorphes, distinctes des fibres de Müller situées au milieu d'elles, se remarquent entre les grains et les cellules de la couche granuleuse. Par places on remarque des faisceaux de fibres lamineuses, qui croisent en sautoir les couches précédentes, la coupe d'un vaisseau, prise dans une portion de la couche épithéliale déformée et granuleuse, la couche élastique normale et la membrane adventice considérablement hypertrophiée dans les trois quarts de son pourtour. On trouve aussi quelques noyaux.

Près de la papille, les fibres nerveuses, sclérosées, variqueuses, offrent des renflements sur leur parcours, les unes avec un noyau, les autres sans noyau. Taches de graisse disséminées dans la couche granuleuse, près des bâtonnets. Autour de la papille, la rétine présentait une certaine adhérence avec la choroïde, et j'ai trouvé au microscope du pigment infiltré dans la couche granuleuse de la rétine.

Les parties les plus équatoriales de la rétine n'ont point été épargnées : on y trouve des gouttelettes graisseuses et des corps granuleux en très-grand nombre et répandus dans toute l'épaisseur de la rétine.

Nerf optique. — Prolifération énorme de tissu conjonctif, peu de fibres nerveuses. Parmi celles qui restent, les unes présentent des varicosités, myélines granuleuses, d'autres sont complétement transformées; il ne reste plus que le contour externe; tout le reste est granuleux. Le tissu conjonctif est parsemé de gouttelettes de graisse.

Rétinite syphilitique.

La syphilis, dans ses manifestations multiples et variées, se porte quelquefois sur l'œil et donne lieu à de l'iritis ou de la rétino-choroïdite.

Quand la rétine est affectée, elle l'est toujours en même temps que la choroïde; mais on ne sait pas encore quelle est la nature des altérations produites dans ces membranes, parce qu'il n'y a jamais eu d'autopsie et qu'on ne les a étudiées qu'au moyen de l'ophthalmoscope.

La rétinite syphilitique se présente au début sous forme d'une hypérémie veineuse considérable, donnant lieu à une coloration intense de la papille et à la turgescence de tous les capillaires rétiniens. Puis apparaît l'œdème de la rétine dans la couche superficielle de la rétine caractérisé par la perte de transparence de cette membrane, et une coloration bleuâtre péripapillaire existant aussi autour de la macula et le long des vaisseaux. Cet œdème s'étend le long des veines sous forme de traînées blanchâtres ou grisâtres, allant assez loin, et, s'il est très-considérable, il peut même voiler complétement le vaisseau. Mais nulle part il n'y a de plaques blanches comme dans la rétinite albuminurique. C'est la *rétinite séreuse.* Quelquefois il existe çà et là de petits amas de pigment choroïdien ou même de petites hémorrhagies autour de la papille (voyez fig. 103 de l'Atlas).

Ailleurs, quand la maladie est plus avancée ou plus violente, l'hypérémie très-intense existe surtout dans la choroïde. L'œdème occupe toute l'épaisseur de la rétine et cache le disque papillaire. Tout le fond de l'œil est louche, opaque, et les éléments nerveux rétiniens subissent une désorganisation qui les rendra pour toujours impropres à la vision. C'est la *rétinite parenchymateuse.* Quelquefois le mal est moins étendu, et, comme l'a signalé von Graefe, il occupe surtout les environs de la macula, laissant le nerf optique et son voisinage dans leur état normal.

Rétinite scrofuleuse.

Dans la scrofule grave ayant produit la cachexie scrofuleuse, il y a parfois de la céphalée permanente et un affaiblissement visuel plus ou moins marqué. Mais ailleurs, sans phénomènes cérébraux, la substance nerveuse du cerveau, comme celle des autres tissus, des muscles, du foie, de la rate, offre des altérations de structure caractérisées par une infiltration granulo-graisseuse plus ou moins considérable. Il en résulte des altérations analogues sub-nutritives dans le nerf optique, dans la rétine et dans la couche pigmentaire de la choroïde. Ces lésions sont les mêmes que celles de la rétinite tuberculeuse dont il va être question dans le paragraphe suivant. Je les ai observées bien des fois, et elles ont aussi été signalées par Isaac et Demeules[1], de même par trois observations de Legrand, Collin et Laborde[2]. C'est une *véritable rétinite cachectique* (voy. fig. 74, 75, 76, 77, 78. de l'Atlas).

1. Demeules, *Marseille médical.* 1873
2. *Bulletins de la Société anatomique*, 1861, 1863, 1865.

Rétinite tuberculeuse.

La cachexie scrofuleuse entraîne presque toujours, surtout chez les enfants, des troubles de nutrition de la rétine ou de la choroïde et du nerf optique, qui s'accompagnent quelquefois d'exsudats blanchâtres plus ou moins épais. C'est la *rétinite tuberculeuse.*

Outre les cas dans lesquels cette lésion accompagne la méningite, et j'en ai parlé en décrivant l'histologie de la névro-rétinite, elle se montre chez la plupart de ceux qui succombent lentement par suite des tubercules du poumon, de la colonne vertébrale, de la hanche, des ganglions mésentériques et de l'intestin, et dans le cours de toute cachexie provoquée par la tuberculose.

C'est une rétinite cachectique qui résulte de la dégénérescence granulo-graisseuse généralisée, qui se rencontre dans la plupart des tissus, notamment dans le cœur, dans les muscles des membres, dans le foie, dans les reins, dans le système des capillaires, et enfin dans les capillaires des méninges et de la rétine. Sous l'influence de cette altération des vaisseaux de la rétine, la nutrition de la membrane s'altère et il en résulte une dégénérescence graisseuse plus ou moins étendue. Cette stéatose diffuse, à peine appréciable loin de la papille, est plus caractérisée dans son voisinage, et là elle se révèle alors par un exsudat grisâtre, irrégulier, qui occupe surtout la circonférence du nerf optique. On dirait une *périnévrite;* mais la papille qui, souvent, est altérée de la même manière, est trouble, grisâtre et mal limitée, comme dans la névro-rétinite. Alors, si l'on examine au microscope les éléments nerveux, on les trouve infiltrés de graisse et de fibres conjonctives plus ou nombreuses, à différents âges de leur développement.

J'ai vu bien des cas de ce genre, et quelques-unes de ces lésions intra-oculaires se trouvent figurées aux numéros 74, 75, 76, 77 de l'Atlas.

Une fois, en 1866, j'ai trouvé des granulations blanches bien limitées dans la rétine, aux environs de la macula. C'est ce que j'ai appelé des tubercules de la rétine. L'étude histologique faite par Ordonez a montré que c'était une exsudation nodulaire formée en grande partie par de la matière grasse, comme dans certains tubercules caséeux. On en verra le dessin figures 8 et 9 du texte.

Ce n'était évidemment pas une granulation jeune, semblable à celles de la choroïde, mais ce pouvait être une granulation fibrineuse en voie de dégénérescence graisseuse. Depuis lors j'ai vu trois cas semblables, mais aujourd'hui je me borne à mentionner ces faits sans en tirer de conclusion définitive.

La lésion rétinienne est toujours la même, sauf le degré variable de la dégénérescence graisseuse, et les signes ophthalmoscopiques sont toujours la diffusion grisâtre du nerf optique, dont la circonférence se cache plus ou moins sous un exsudat péripapillaire granulo-graisseux. Souvent aussi le fond de l'œil présente un pointillé blanc, très-confluent, semblable à une dissémination de sable fin, dont la nature n'a encore été signalée par aucun observateur. J'en ai vu bien des exemples et l'on en trouvera deux à la figure 36 et 37 de l'Atlas. La lésion n'est point dans la rétine, elle est au-dessous. Ce sablé est la conséquence de l'atrophie des cellules pigmentaires de la choroïde : c'est une choroïdite atrophique, forme spéciale de la choroïdite tuberculeuse, dont je parlerai plus loin.

Rétinite anévrysmale.

Dans cette variété non décrite, les éléments de la rétine sont altérés par suite d'un vice de nutrition des artères rétiniennes. Ces artères sont altérées dans leurs parois en partie athéromateuses; elles sont dilatées en ampoule (voy. fig. 98 et 119 de l'Atlas) et cet état correspond toujours à un état semblable des artérioles capillaires du cerveau [1]. Ici encore, d'après l'état de l'œil, on peut apprécier l'état du cerveau.

Cette espèce de rétinite ne s'observe que chez les vieillards, et elle est le résultat de la dégénérescence sénile athéromateuse qui se fait dans le système capillaire. Ces anévrysmes miliaires du cerveau ont été parfaitement décrits par Liouville dans sa thèse inaugurale.

Rétinite sulfo-carbonique.

L'intoxication par la *sulfure de carbone* occasionne également de l'affaiblissement visuel pouvant aller jusqu'à constituer de l'amaurose. Le fait a été signalé par Delpech [2], et Meunier [3], ayant eu occasion de voir deux cas de ce genre, dit avoir constaté de véritables altérations rétiniennes au moyen de l'ophthalmoscope.

1. H. Liouville, *De la généralisation des anévrysmes miliaires*, thèse. Paris, 1871.
2. Delpech, *Industrie du caoutchouc soufflé, intoxication spéciale que détermine le sulfure de carbone* (*Bull. de l'Acad. de médecine*, 5 nov. 1861 et *Ann. d'hygiène*, 1863, t. XIX, p. 65).
3. Meunier, thèse inaugurale, p. 71.

Ce médecin a vu, chez les malades dont il parle, une suffusion grisâtre autour de la papille, s'étendant assez loin le long des vaisseaux ; quelques plaques d'atrophie choroïdienne, et au bout d'un certain temps un certain degré d'atrophie papillaire.

Ces faits ne sont pas assez nombreux pour qu'on puisse les généraliser, mais si l'on songe que l'on n'est encore qu'au début des recherches relatives à l'influence durable qu'exercent les poisons sur les centres nerveux et consécutivement sur la rétine et le nerf optique, on comprendra l'utilité qu'il y a de rassembler des faits capables d'éclairer l'avenir.

Rétinite oxalurique et urémique.

Sans prétendre que l'oxalurie ou l'urémie puissent exercer une influence certaine sur la circulation et sur la nutrition du nerf optique et de la rétine, de façon à y produire les altérations de la névro-rétinite, je me bornerai à indiquer quelques faits dans lesquels cette influence a été observée.

Mackensie dit avoir vu deux cas d'*oxalurie* accompagnés de rétinite[1]. L'un d'eux présentait l'exemple d'une inflammation du nerf optique et de la rétine avoisinante en même temps que des troubles du corps vitré.

Dans ce qu'on appelle l'urémie à forme convulsive ou comateuse, j'ai vu plusieurs fois l'hypérémie de la papille et de la rétine voisine avec œdème plus ou moins prononcé de ces parties. Un nuage grisâtre ou gris rougeâtre cachait la moitié ou la totalité du nerf optique, de façon à en faire disparaître les contours. Ces faits ont été publiés dans la *Gazette des hôpitaux*.

Je ne crois pas qu'on doive attribuer ces altérations de la rétine et du nerf optique à un excès d'urée dans le sang, c'est-à-dire à l'urémie. Rien ne prouve que l'excès d'urée puisse produire ce résultat, tandis que comme les troubles nerveux convulsifs comateux ou autres rapportés à l'urémie coïncident toujours avec la suffusion séreuse des méninges, du cerveau et des ventricules, il me paraît bien plus logique de voir dans l'œdème papillaire et péripapillaire une manifestation de l'hydropisie cérébrale. La sérosité de la pie-mère passant des espaces sous-arachnoïdiens dans la gaîne du nerf optique qui se trouve ainsi comprimé, le nerf s'étrangle au niveau de l'anneau sclérotical et produit sur la papille et dans la rétine les

1. Mackenzie, *The Ophthalmic Review*, 1865.

lésions que je viens d'indiquer. Cela est plus conforme à tout ce qui s'observe habituellement.

En outre, comme ces cas sont souvent accompagnés d'albuminurie, et que dans cet état il y a un œdème général qui atteint la rétine et qui produit la dégénérescence graisseuse de ses éléments nerveux, je crois que c'est à la suffusion séreuse des méninges et du cerveau qu'il faut attribuer les lésions intra-oculaires.

Rétine cadavérique et pneumatose des veines rétiniennes après la mort.

Au moment de la mort, la rétine perd sa transparence, devient opaline en même temps que se vide le réseau capillaire choroïdien, ce qui amène l'effacement de la papille et la décoloration du fond de l'œil, qui, au lieu d'être rouge et rouge brun, devient grisâtre (voy. fig. 111 de l'Atlas). Ces phénomènes, inconnus dans la science jusqu'en 1864, époque de ma communication à l'Académie des sciences, ont été signalés trois ans plus tard par Poncet, qui ignorait mes recherches.

Ils se trouvent également indiqués dans un mémoire que j'ai envoyé à l'Académie de médecine, au concours du marquis d'Ourches pour les signes de la mort, et qui a été couronné d'un prix sous le nom de Pierre Dúrand. J'avais pris ce nom au lieu du mien pour ne pas influencer le jugement de mes amis. Ce sont des signes certains et immédiats de la mort que l'on peut utiliser pour prévenir les inhumations prématurées[1].

Le fait le plus curieux à étudier dans cette rétine morte, c'est l'interruption de la colonne sanguine des veines rétiniennes due à la *pneumatose de ces veines.*

Existe-t-il donc des pneumatoses veineuses! Oui, et ce n'est pas d'aujourd'hui que le fait a été signalé.

Morgagni raconte qu'à l'ouverture d'un corps faite par Santorini, en sa présence, on trouva des bulles de gaz dans les vaisseaux du cerveau, et il ajoute que dans l'état naturel il y a de l'air dans le sang, ce qu'il prouva par l'expérience, en liant une portion de veines sur un animal et en la séparant pour la placer sous la machine pneumatique. A mesure que le vide se produisait dans la cloche, l'air enfermé dans le sang veineux se dilatait et distendait le fragment de vaisseau.

Morgagni croyait que la force d'expansion des gaz renfermés dans les humeurs et dans le sang luttait contre la pesanteur de l'air extérieur, qui sans cela arrêterait le mouvement du sang en comprimant les vaisseaux de l'organisme vivant. Il admettait même que, dans certains cas, l'air devenant libre spontanément pouvait former une *apoplexie gazeuse*[1], et c'est ce qui a été soutenu de nos jours comme un fait réel par Michel sous le nom d'*embolies gazeuses*.

Quoi qu'il en soit, le fait cadavérique de la séparation des gaz du sang et la présence de nombreuses bulles d'air dans les veines méningées et dans les autres veines du corps est parfaitement exact. Je l'ai observé sur un très-grand nombre de cadavres, et dans toute espèce de maladies. Seulement, dans les veines rétiniennes, il n'est pas besoin d'autopsie pour le voir. Il peut s'observer quelques minutes après la mort, au moyen de l'ophthalmoscope.

En effet, chez tous les sujets qui viennent de mourir, à l'instant même, la choroïde se décolore par la viduité de son réseau capillaire, et la rétine perd sa transparence pour devenir opaline; l'artère rétinienne vide cesse d'être visible, tout le fond de l'œil paraît gris argenté et la papille disparaît, par degrés, à peu près complétement. Il ne reste que les veines rétiniennes principales, dont la colonne sanguine brisée est interrompue, çà et là, sur différents points de leur trajet, et j'ai pensé que c'était par des bulles d'air, ce qui formerait une *pneumatose des veines rétiniennes*. Ce fait est d'autant plus vraisemblable que dans les veines méningées la colonne sanguine est interrompue par des bulles d'air, dont l'existence est parfaitement établie.

On peut donc voir dans l'œil, sur les veines de la rétine, des pneumatoses indiquant des pneumatoses veineuses du cerveau.

C'est là un signe certain et immédiat de la mort à ajouter à tous ceux que j'ai fait connaître[2].

SECTION V

DIAGNOSTIC DES DIFFÉRENTES ESPÈCES DE NÉVRO-RÉTINITE

Si chaque espèce de névrite optique et de névro-rétinite avait des caractères tellement distincts qu'on pût toujours en reconnaître la nature par l'examen ophthalmoscopique, l'importance des lésions de la rétine dans chaque maladie ou elles se présentent serait énorme. Il n'en est pas tout à fait ainsi. Comme on a pu le voir, il y a des rétinites de nature très-différente qui ont un aspect semblable.

1. Morgagni, traduction Desormeaux, t. I, 5e lettre, p. 334.
2. E. Bouchut, *Traité des signes de la mort et des moyens de ne pas être enterré vivant*. Couronné par l'Académie de médecine et l'Académie des sciences. 2e édition. Paris, 1874.

Quelques-unes seulement ont des caractères propres, et l'on ne saurait trop faire d'efforts pour apprendre à les distinguer.

Toutefois, si l'examen ophthalmoscopique seul ne donne pas de caractère pathognomonique des maladies cérébro-spinales, et ne permet pas toujours de faire un diagnostic immédiat, il ne s'ensuit nullement que l'examen soit de peu d'utilité. Le diagnostic ne se fait jamais d'après un seul symptôme, mais bien d'après un ensemble de phénomènes. Est-ce que jamais on a songé à faire le diagnostic des maladies du poumon par le seul emploi du stéthoscope ? Il en est de même de l'ophthalmoscopie médicale. Les signes qu'elle fournit et que l'apporte dans la science, doivent être ajoutés aux autres symptômes de la maladie, pour en éclairer la nature et la signification. On n'en sait jamais trop, et le temps montrera toute l'importance de ces observations cliniques. Quant à présent, il y a un fait acquis, c'est que là où existent des troubles nerveux fonctionnels, la présence d'une névrite ou d'une névro-rétinite permet d'affirmer qu'il y a lésion matérielle des méninges, du cerveau ou de la moelle épinière. Du premier coup, l'ophthalmoscopie distingue les affections organiques du système nerveux cérébro-spinal de la classe des névroses. Or, pour qui pratique la médecine, on sait combien ce diagnostic est parfois difficile. D'une autre part, comme ces névrites et ces névro-rétinites ont souvent des caractères individuels qui permettent d'en découvrir la nature, il faut les étudier en particulier avec le plus grand soin pour les différencier entre elles.

La névro-rétinite d'origine cérébrale n'est jamais très-étendue. Elle n'est pas uniforme et est assez limitée autour de la papille, qui est souvent atrophiée plus ou moins. Elle offre très-rarement des plaques blanches graisseuses ou des granulations. On y trouve parfois des hémorrhagies, mais elles sont peu considérables.

La rétinite albuminurique est au contraire diffuse, assez étendue, accompagnée d'un grand nombre de plaques et de granulations de stéatose, surtout aux environs de la papille et de la macula, qui est parfois étoilée, ce qui, d'après von Graefe, serait caractéristique. De plus, elle offre un grand nombre de petites hémorrhagies disséminées, irrégulières, au milieu de la stéatose, au pourtour de la papille et de la macula. La lésion est tellement caractéristique, que le diagnostic de l'albuminurie peut être fait d'après ce résultat de l'examen ophthalmoscopique.

La rétinite glycosurique présente également de l'infiltration diffuse autour du nerf optique, des plaques blanches et des hémorrhagies de la rétine, mais ces hémorrhagies et ces plaques sont infiniment plus petites que dans l'albuminurie. Le diagnostic, d'après l'inspection seule de la rétine, est très-difficile, et cette forme de rétinite pouvant se confondre avec celle de l'albuminurie, il n'y a que l'analyse des urines qui puisse faire éviter l'erreur.

La rétinite leucémique est plus facile à reconnaître, car si elle offre aussi l'œdème péripapillaire et des plaques blanches de la rétine, ces plaques, moins bien limitées, sont d'une couleur plus éclatante et siégent à la périphérie de la rétine au lieu d'occuper les environs de la papille et de la macula.

La rétinite syphilitique a des caractères très-tranchés, qui la distinguent de toutes les autres, et dont Forster a donné une bonne description. Elle offre une infiltration péripapillaire, grise, bleuâtre, diffuse, assez étendue et peu uniforme, qui se prolonge le long des vaisseaux et sous eux avec l'apparence de traînées plus évidentes que dans aucune autre espèce de rétinite, et pouvant parfois cacher une partie de ces vaisseaux.

Les rétinites de l'alcool et du tabac, qui sont contestées par quelques médecins, ont des caractères peu tranchés, et elles sont tellement semblables l'une à l'autre, qu'il est difficile de les distinguer. Il en est de même de la rétinite saturnine et sulfo-carbonique. On n'en a pas vu assez d'exemples pour être autorisé à en parler.

La rétinite cachectique, scrofuleuse, est quelquefois plus facile à reconnaître par ses caractères propres, qui sont la suffusion optique et péripapillaire, unies à l'atrophie choroïdienne pointillée et surtout à la choroïdite tuberculeuse. Dans les cas où existe le sablé choroïdien, ou les granulations tuberculeuses de la choroïde, il est à peu près certain que les lésions de la rétine sont de nature tuberculeuse.

SECTION VI

CHOROIDITES D'ORIGINE CÉRÉBRALE OU DIATHÉSIQUE

Il n'entre pas dans mon plan d'exposer dans cet atlas les différentes variétés des choroïdites telles que les sclérectasies, les choroïdites disséminées, épithéliales, verruqueuses, proliférantes ou aréolaires, les myomes et les sarcomes, etc., qui sont du domaine exclusif de la pathologie oculaire. Je veux me borner à l'étude des lésions de la choroïde produites par les maladies cérébro-spinales ou diathésiques, et qui peuvent servir à la cérébroscopie. Parmi ces lésions il faut ranger la choroïdite simple, l'atrophie pointillée de la choroïde, la choroïdite tuberculeuse et la choroïdite cardiaque.

Choroïdite simple ou hypérémie de la choroïde.

La choroïdite simple est caractérisée par une hypérémie très-prononcée de la choroïde que l'ophthalmoscope ne permet pas de bien voir chez les sujets à cheveux noirs dont le fond de l'œil brun est très-pigmenté, mais qui se distingue bien chez les individus blonds dont le fond de l'œil est habituellement rouge. Alors, on constate une rougeur très-vive, parfois violacée, avec des plaques congestives plus sombres. Si, comme cela arrive souvent, la papille est également très-rouge, on constate que sa nuance se fond avec la teinte choroïdienne et que ses bords sont invisibles ou à peu près. On ne distingue plus le fond de l'œil que par le point d'émergence des vaisseaux papillaires. J'ai vu un cas de ce genre chez une enfant que j'avais anesthésiée plusieurs jours de suite au moyen du chloroforme, et chez laquelle la tolérance m'avait forcé de prolonger les inhalations pendant plus d'une demi-heure. Il s'était fait une congestion névro-choroïdienne qui révélait un état semblable des méninges et du cerveau. Pareille observation peut se faire dans certains cas de choroïdite syphilitique alors associée à une névro-rétinite. J'en ai vu d'autres analogues dans plusieurs cas de méningite cérébro-spinale et rhumatismale. Il n'y a donc pas lieu de mettre en doute l'hypérémie choroïdienne, ni d'affirmer qu'on ne peut la distinguer au moyen de l'ophthalmoscope. Elle existe, et je l'ai vue dans la cyanose cardiaque congénitale, dans plusieurs cas de maladie organique du cœur, dans la diathèse syphilitique, dans l'intoxication du chloroforme, enfin dans la méningite cérébro-spinale et rhumatismale.

Anémie et décoloration de la choroïde.

On observe parfois un changement complet de couleur dans la choroïde, qui est dû à sa décoloration. Quand cette décoloration est absolue et grisâtre, c'est la mort (voyez fig. III de l'Atlas). Le fond de l'œil, par la vacuité des capillaires choroïdiens, annonce un état semblable des capillaires cérébraux par suite de l'arrêt du cœur et de la viduité des artères. En même temps existe toujours le trouble de la rétine, dont j'ai parlé plus haut, la disparition des artères de la rétine et l'interruption de la colonne sanguine des veines qui se sont subitement rétrécies.

C'est un aspect extrêmement curieux. Au moment de la mort, après les derniers battements du cœur, la choroïde perd sa couleur rouge et elle prend la même teinte blanche que la papille, qui, par degrés, cesse d'être visible. Tout le fond de l'œil est blanc brillant d'argent ou de nacre, sans artères appréciables et avec quelques veines interrompues. Au bout d'une demi-heure ou davantage, le brillant disparaît pour faire place à une teinte grisâtre qui se rapproche peu à peu de celle que présente le plomb oxydé, puis on ne distingue plus rien, tout est uniformément gris. On peut donc voir, dans le fond de l'œil, l'instant où cessent les fonctions circulatoires du cerveau, et l'ophthalmoscopie donne les moyens de reconnaître la mort à l'instant même où elle a lieu[1].

Il m'est arrivé même, à l'aide de cet instrument, de prévoir une mort prochaine et d'affirmer qu'un malade ne passerait pas la journée. Ainsi, dans quelques cas de méningite ou de fièvre typhoïde grave, les malades ayant encore des apparences qui ne pouvaient faire croire à une fin immédiate, j'ai constaté un commencement de décoloration choroïdienne si étendue, que je n'ai pu m'empêcher de dire à mes assistants : c'est la mort qui s'annonce. Et en effet, dans tous les cas où ce signe a paru, les malades ont succombé au bout de quelques heures.

La décoloration de la choroïde se montre aussi dans le choléra et dans l'anémie, mais jamais au point de rendre le fond de l'œil aussi grisâtre que la papille dont on peut toujours reconnaître la situation. Le fait a été signalé par Virchow[2]. Dans ce cas, la choroïde est anémiée, mais la papille reste visible et il n'y a jamais cette interruption du sang dans les veines rétiniennes que j'ai indiquée tout à l'heure comme appartenant à la mort.

Choroïdite pointillée ou atrophie de la couche pigmentaire choroïdienne.

Chez les enfants, dans la diathèse tuberculeuse, caractérisée par la tuberculose des poumons, du péritoine et du mésentère, des méninges, du rachis, etc., et dans la méningite tuberculeuse, il se fait souvent une atrophie pointillée de la choroïde qui donne au fond de l'œil un aspect particulier que j'ai décrit en 1866. C'est une forme de la choroïdite des tuberculeux sans tubercules choroïdiens. Son développement résulte d'un vice de nutrition analogue à celui qui existe dans tous les tissus et qui se révèle dans la choroïde par une atrophie incomplète de la couche des cellules pigmentaires. L'examen microscopique que j'en ai fait bien des fois avec Ordonez et avec Chéron en est la preuve.

1. Bouchut, *Traité des signes de la mort*, 2e édition, 1874.
2. De Graefe, *Clinique ophthalmologique*, traduit par E. Meyer. Paris, 1867, p. 328.

Cette Choroïdite pointillée atrophique (figure 29 de l'Atlas), s'accompagne quelquefois de névro-rétinite, mais elle existe souvent seule. On la reconnaît aisément. Elle se révèle par la présence sur le fond rouge choroïdien d'un pointillé ou sablé blanchâtre, fin, très-abondant, qui donne à l'image ophthalmoscopique l'apparence d'une surface rouge couverte de grès blanc finement pulvérisé.

Choroïdite tuberculeuse.

A côté de la choroïdite pointillée qui s'observe dans la diathèse scrofuleuse et tuberculeuse, il faut placer la Choroïdite tuberculeuse proprement dite. Ces deux formes existent simultanément ou séparément, mais celle qui s'accompagne de granulations tuberculeuses est pathognomonique.

Il n'y a pas très-longtemps que l'on connaît les tubercules de la choroïde et les rapports qu'il y a entre eux et la diathèse tuberculeuse.

Ed. de Jæger est le premier qui les ait signalés en 1855. Il les a vus pendant la vie et analysés après la mort, mais cette découverte, enregistrée dans les Annales d'oculistique, n'avait eu aucun retentissement et passa presque inaperçue. Gerlach d'Erlangen en a parlé ensuite, mais il ne les a observés que sur le cadavre. Dans ce cas, il s'agissait d'un enfant de quinze mois affecté de granulie. Gerlach a communiqué ses observations à la Société des naturalistes allemands; mais il n'a fait aucune observation clinique d'ophthalmoscopie qui soit de nature à établir l'importance diagnostique de cette constatation.

Le troisième auteur qui en ait parlé en 1856 est Stellwag von Carion, mais il ne paraît pas qu'il ait une idée bien nette de ce qu'il a vu, car il considère comme la même maladie les choroïdites avec exsudation purulente, croupeuse et tuberculeuse. Manz de Fribourg[1] en a donné les caractères histologiques d'après trois observations, mais il ne les avait vus que sur le cadavre, ainsi que Busch[2], qui en a publié une quatrième.

C'est moi, en 1866 et 1867, dans mon cours public de clinique à l'hôpital des Enfants, qui ai montré qu'on pouvait les découvrir à l'ophthalmoscope, et d'après cette constatation, faire le diagnostic de la méningite tuberculeuse. En voici la preuve dans l'observation suivante :

1. Manz, *Archiv für Ophthalm.*, 1858, t. IV, 2, p. 120.
2. Busch, *Archiv für Ophthalm.*, t. IX, 3, p. 133

Victorine M...., âgée de sept ans, entrée le 24 juillet 1866 à l'hôpital des Enfants dans le service de M. Bouchut et morte le 6 août suivant.

Malade depuis quatre jours avec des vomissements, de la constipation, de la céphalalgie, du ralentissement et des inégalités avec intermittence du pouls, elle fut examinée à l'ophthalmoscope et présenta un assez grand nombre de granulations miliaires choroïdiennes. Cela me permit de diagnostiquer une méningite tuberculeuse. A l'autopsie, on trouva cette variété de méningite avec tous ses caractères habituels, et dans l'œil gauche toutes les granulations tuberculeuses observées pendant la vie. L'examen histologique fait alors par Ordonez montra que ces granulations étaient toutes de nature tuberculeuse[1].

J'ai reparlé de ce fait et de plusieurs autres semblables au Congrès médical de Paris, et mention en est faite dans les comptes rendus de la séance[2]. Il n'y a donc pas de doute à avoir à ce sujet : c'est à Paris, en 1866 et 1867, qu'ont été faites les premières observations cliniques sur les tubercules de la choroïde.

Au même instant, en 1867, parurent à Berlin les recherches histologiques de Cohnheim sur le même sujet, ainsi qu'un examen ophthalmoscopique de von Graefe et Leber fait sur un malade de Griesinger.

Depuis lors, plusieurs oculistes ont signalé des faits de ce genre. Dans mes observations, j'ai toujours constaté ces tubercules dans le cours de la méningite, mais on a vu ces tubercules avant l'invasion du mal ou après guérison.

Fraenkel (1872) dit en avoir vu trois mois avant l'invasion d'une tuberculose miliaire[3].

Steffen (1870) en a vu six semaines avant l'apparition de la méningite[4].

Quoi qu'il en soit, il existe des tubercules de la choroïde et leur présence constitue la *choroïdite tuberculeuse*, symptôme certain de la présence de granulations dans la boîte crânienne ou dans les viscères. Ici encore le médecin peut, comme je l'ai déjà dit, voir dans l'œil ce qui se passe dans le cerveau.

La choroïdite granuleuse n'est pas très-commune. Je n'en ai observé pendant la vie que vingt-six cas sur plus de trois cents observations de méningite tuberculeuse, de tuberculose générale aiguë et des différentes variétés d'affections tuberculeuses qu'on observe dans un service d'hôpital. Il y a loin de là à cette

1. L'observation détaillée, ainsi que plusieurs autres de 1867, se trouve dans mon *Mémoire sur les tubercules de la choroïde*.
2. Bouchut, *Comptes rendus du congrès médical de Paris*, 1867, page 455.
3. Fraenkel, *Jahrb. f. Kinderheilk*,, p. 113.
4. Steffen, *Jahrb. f. Kinderheilk*, 1870.

affirmation de Cohnheim qui soutient que la choroïdite granuleuse accompagne presque toujours la tuberculose miliaire aiguë. Quand elle existe il y a toujours une granulie générale, mais la réciproque n'est pas vraie, et l'on rencontre bien plus souvent la tuberculose généralisée sans qu'il y ait de tubercules dans la choroïde.

On reconnaît cette forme de choroïdite au moyen de l'ophthalmoscope, qui permet de voir sous la rétine transparente une ou plusieurs granulations tuberculeuses blanchâtres ou blanches, très-saillantes ou sans relief, bien nettement limitées chez quelques sujets ou, au contraire, brillantes nacrées au centre et un peu diffuses sur les bords; parfois enfin entourées d'une zone congestive. Le volume de ces granulations varie. Il en est de miliaires presque invisibles, tandis que les autres atteignent le volume d'une tête d'épingle ou d'une lentille (voyez fig. 67 et 68 de l'Atlas et XIII du texte). Elles occupent toujours le segment posté-

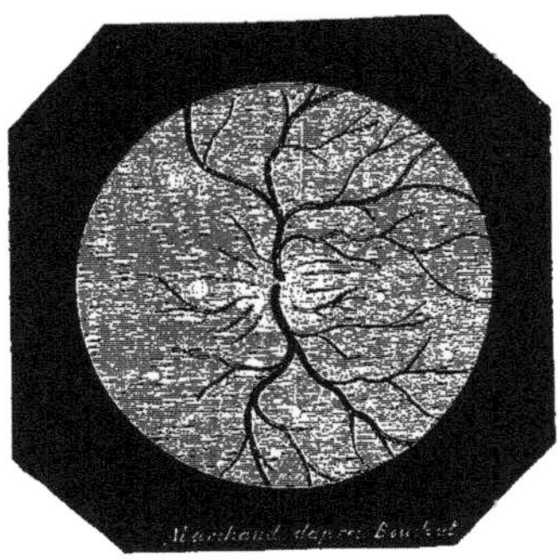

FIG. XIII. — Choroïdite tuberculeuse.

rieur de l'œil, et quand il y en a plusieurs, elles sont isolées ou réunies. J'en ai vu jusqu'à dix au même endroit où elles étaient confluentes.

On peut les confondre avec les petites granulations de la rétine, et il est difficile parfois de ne pas s'y tromper, à moins qu'un petit vaisseau passant sur elles (fig. 66, 76, 112 de l'Atlas) ne permette d'affirmer qu'elles sont en arrière de cette membrane et par conséquent dans la choroïde. On peut aussi les confondre avec de petites plaques miliaires d'atrophie pigmentaire choroïdienne. J'ai vu bien des fois commettre cette erreur, mais si l'atrophie pigmentaire de la choroïde donne lieu à de petites taches blanchâtres que l'on pourrait considérer comme étant de nature tuberculeuse, ces taches diffèrent des tubercules parce qu'elles ne sont jamais saillantes et sont d'une teinte uniforme mal limitée.

Elle ne s'accompagne pas de troubles visuels évidents, à moins qu'il n'y ait en même temps un degré plus ou moins avancé de Névro-rétinite, ce qui est le cas le plus ordinaire.

Comme je viens de le dire, cette choroïdite est caractérisée par des granulations qui varient du volume d'un petit grain de poussière au volume d'une

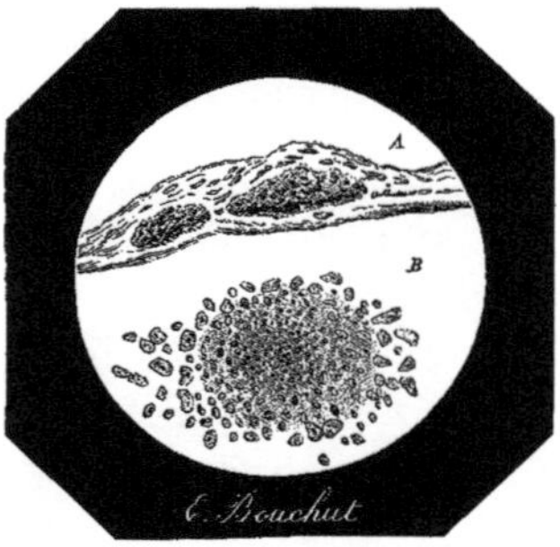

FIG. XIV. — A. Coupe de la choroïde dans son épaisseur, montrant deux granulations tuberculeuses coupées. — B. Granulation tuberculeuse vue de face, à un grossissement de 60 diamètres.

grosse tête d'épingle. Sur l'œil d'un cadavre elles ne sont pas toujours visibles à travers la rétine, mais une fois la rétine enlevée on les aperçoit distinctement. Elles sont grises, demi-transparentes ou blanchâtres opaques. Quelquefois, lorsqu'elles sont anciennes, elles sont jaunâtres et caséeuses. Très-petites, elles ne font aucune saillie et sont en partie recouvertes par la couche pigmentaire (fig. XIV du texte A); mais si elles sont un peu grosses, elles ont du relief et il n'y a plus de pigment à leur surface. Il peut arriver qu'il n'y ait pas de lésion dans la choroïde avoisinante, mais souvent elles sont bordées d'une petite zone d'hypérémie choroïdienne.

Vues à un petit grossissement, et lorsqu'elles sont récentes, elles se présentent avec l'apparence d'une granulation formée d'une accumulation de petits éléments congestifs jeunes, entourés d'une zone de prolifération semblable qui donne au pourtour une teinte plus claire qu'au centre, où la couleur est plus foncée (fig. XIV du texte B). Quand elles sont anciennes elles arrivent à l'état caséeux et sont remplies de granulations et de gouttelettes graisseuses. Vingt fois j'ai fait avec Ordonez et avec le docteur Chéron l'examen histologique de ces granulations. Les résultats ont toujours été les mêmes.

Anatomiquement, c'est sous la forme d'une petite éminence arrondie et blanchâtre, faisant hernie à travers la couche pigmentaire interne que se présentent les masses tuberculeuses de la choroïde.

Le tubercule, au dire des auteurs contemporains qui ont traité cette question d'histologie, se développe toujours aux dépens du tissu conjonctif. Dans la choroïde, il ne saurait faire exception à cette loi, aussi se développe-t-il dans la couche vasculaire, qui, indépendamment du grand nombre de vaisseaux qu'elle renferme, est formée d'un tissu spécial, stroma choroïdien qui sert de moyen d'union aux vaisseaux en se confondant avec les couches entre lesquelles il est placé.

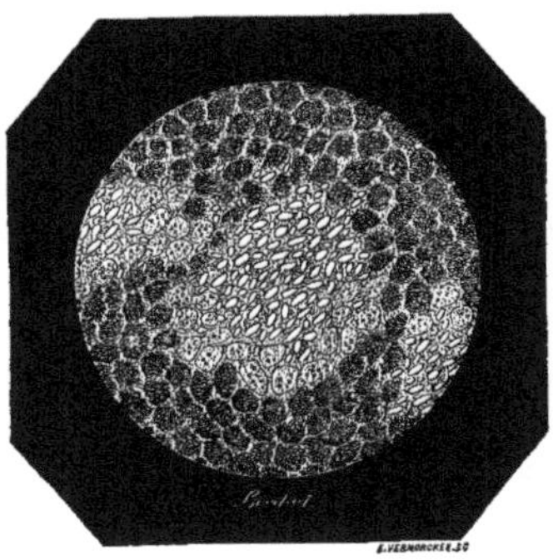

FIG. XV. — Trois masses tuberculeuses de la choroïde. L'une d'elles, au centre, vue en entier. Les cellules de la couche pigmentaire interne en contact avec ces masses, composées des cellules de tissu conjonctif, devenues tuberculeuses, perdent leur pigment et subissent la dégénérescence granulo-graisseuse, comme on l'observe à la périphérie de la masse centrale. — Obj. 5, ocul. I. Nachet. 350 diamètres.

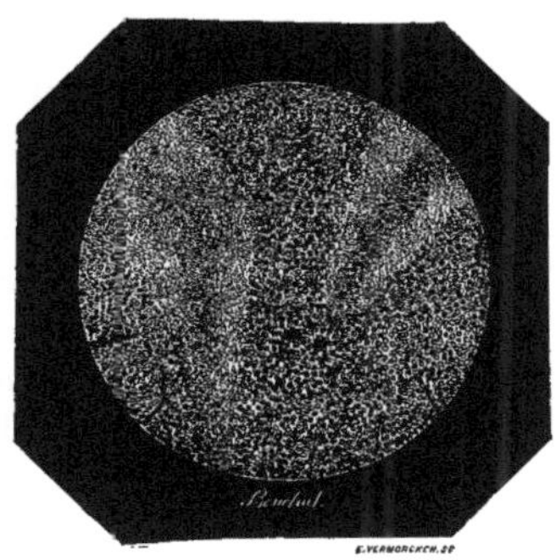

FIG. XVI. — État plus avancé que dans le cas précédent. Les cellules de tissu conjonctif en dégénérescence tuberculeuse sont difficiles à distinguer. Les masses tuberculeuses ont perdu leur aspect arrondi. — Obj. 1, ocul. I, Nachet, 80 diamètres.

Ce stroma est homogène, et la plupart des auteurs le considèrent comme appartenant au tissu conjonctif. Il contient un réseau de cellules fusiformes; on y trouve des fibres de tissu conjonctif.

C'est donc aux dépens de cellules de tissu conjonctif que se fait cette prolifération intra-cellulaire de noyaux qui forment par leur agglomération cette masse grisâtre, arrondie, que l'on appelle tubercule de la choroïde.

Cette masse écarte et refoule les cellules de la couche pigmentaire interne, et celles qui restent immédiatement en rapport avec elle, par sa circonférence, subissent la dégénérescence granulo-graisseuse, comme on le voit dans la figure XV.

Dans une période plus avancée (fig. XVI), les masses tuberculeuses s'avancent irrégulièrement, en détruisant de proche en proche la couche pigmentaire interne. Dans ce cas, comme dans le précédent, de nombreuses cellules pigmentaires subissent la dégénérescence granulo-graisseuse.

Si, à l'aide du prisme redresseur et d'un grossissement de 80 diamètres, on dilate le tubercule choroïdien, on trouve des granulations graisseuses, des gouttelettes de graisse, quelques éléments de la rétine (myélocytes) augmentés de volume, et des cellules pigmentaires ayant perdu leur pigment et renfermant des granulations de graisse.

Dans un autre cas, j'ai fait l'examen avec le docteur Cornil, et voici ce qu'il a donné :

La choroïde ayant été isolée et étendue sur une lame de verre, les granulations, blanches, semi-transparentes à l'œil nu, examinées au microscope, à un grossissement de 40 diamètres, se présentaient comme des masses arrondies assez régulières à leur pourtour; sur les plus volumineuses et les mieux développées, la partie centrale était complétement dépigmentée, et le bord seul se confondait insensiblement par sa couleur avec la choroïde. Une de ces granulations naissantes, très-petite, à peine visible à l'œil nu, n'était pas tout à fait blanche et montrait encore des cellules de la choroïde moins pigmentées, il est vrai, que dans les portions voisines et normales de cette membrane. Dans aucun des points de ces granulations on ne voyait de vaisseaux, tandis que dans la choroïde voisine les vaisseaux étaient remplis de globules rouges. A ce faible grossissement, les granulations paraissaient constituées par un amas globuleux d'éléments sphériques d'autant plus petits qu'on les examinait de la périphérie à la partie centrale. Le centre de la plus volumineuse de ces petites tumeurs était légèrement opaque.

La même préparation, rendue plus transparente par l'addition d'une goutte de glycérine et examinée à un grossissement de 200 diamètres, nous a montré les détails suivants.

A la périphérie des granulations, on perdait la trace des vaisseaux capillaires de la choroïde. Les cellules étoilées et pigmentées de cette membrane devenaient plus rares et l'on trouvait quelques-unes de ces cellules sans pigment. En outre une grande quantité de cellules embryonnaires sphériques, finement granulées et munies d'un noyau, se montraient suivant une disposition qui reproduisait celle des vaisseaux capillaires sanguins. Ces éléments mesuraient de 0,008 à 0,009.

Lorsque de la périphérie on avançait vers le centre de la granulation, on voyait ces éléments confluer, se toucher tous, séparés seulement par une matière amorphe et s'atrophier de façon à ne mesurer que 0,006 ou 0,005. Dans cette zone il n'y avait plus d'éléments pigmentés ni de cellules étoilées de la choroïde.

Au centre même des plus grosses granulations, les éléments atrophiés étaient pâles et contenaient quelques granulations graisseuses très-fines.

Ces faits, constatés d'abord en examinant la choroïde étendue simplement sur une lame de verre, ont été corroborés par l'examen après dilacération de l'une des granulations. Par ce procédé, en effet, nous avons pu apprécier la résistance que présentait le tubercule à la dissociation; nous avons constaté la forme arrondie, les dimensions de ses éléments plus volumineux dans la zone périphérique qu'au centre, leur cohésion les uns avec les autres et l'existence de la matière unissante. Par cet examen, nous avons pu nous assurer que les granulations tuberculeuses de la choroïde ne différaient en rien de celles des autres organes, et que le mode d'agglomération et d'union des éléments, leur nature, leur tendance à s'atrophier et à devenir granuleux au centre des nodosités, la nature de la substance unissante, étaient les mêmes que dans le poumon et dans les séreuses. Là aussi les vaisseaux sont devenus imperméables au centre[1].

Quel est le point de départ de ces granulations tuberculeuses? D'après nos recherches avec Ordonez et qui ont été confirmées par celles de Cohnheim, ce sont les cellules conjonctives du tissu choroïdien qui, en subissant la dégénérescence granuleuse et graisseuse, forment le tubercule. Pour Manz, au contraire, le siége serait dans la membrane adventice des vaisseaux choroïdiens, dans laquelle il se ferait une abondante prolifération de cellules conjonctives. C'est une question à étudier de nouveau.

Chose curieuse, ces tubercules inoculés par insertion sous la peau à des cochons d'Inde par Cohnheim et plus tard par Liouville ont reproduit la tuberculose générale. Cela n'a rien de très-extraordinaire puisque l'on sait que la tuberculose a pu être inoculée de cette façon, mais l'expérience est moins concluante qu'elle ne le paraît au premier abord. On sait en effet que des matières autres que la substance tuberculeuse, matières grasses, animales ou inorganiques, placées sous

1. Note remise par M. Cornil.

la peau de lapins et de cochons d'Inde ont produit sur place une inflammation chronique qui au bout d'un mois ou six semaines a produit une diathèse générale ayant pour conséquence l'apparition de tubercules miliaires dans les poumons. Les résultats de l'inoculation de ces tubercules de la choroïde n'ont donc pas de signification absolue et ne prouvent pas la nature tuberculeuse de ces produits. C'est un fait curieux mais sans importance réelle. L'examen microscopique est infiniment plus probant, et c'est d'après lui qu'il faut se guider en cas de doute pour décider la nature tuberculeuse d'un exsudat choroïdien.

CHAPITRE III

MÉCANISME DE LA FORMATION DES NÉVRITES OPTIQUES, DES NÉVRO-RÉTINITES ET DES CHOROÏDITES PRODUITES PAR LES MALADIES CÉRÉBRO-SPINALES, PAR LES EMPOISONNEMENTS ET PAR LES DIATHÈSES

Le mode de production des altérations du fond de l'œil dans les maladies du cerveau et des méninges, dans les maladies de la moelle épinière, dans les empoisonnements chroniques et dans les diathèses est très-variable. J'ai fait de bien nombreuses recherches à cet égard, et, par mes observations cliniques ou par mes expériences sur les animaux [1], je suis arrivé à établir que des causes différentes doivent être invoquées si l'on veut se rendre un compte exact du mécanisme par lequel se produisent ces altérations.

Ici la cause est *inflammatoire;* — là elle est *mécanique;* — ailleurs elle dépend de l'action réflexe du nerf grand *sympathique,* — et enfin, dans un certain nombre de cas, elle résulte de l'*altération du sang,* des cachexies ou des intoxications qui produisent une modification de la substance cérébrale et des nerfs. Ces causes produisent partout un premier effet qui est toujours le même : c'est la congestion du nerf optique seule ou étendue à la rétine avoisinante et à la choroïde, avec ses conséquences de gonflement de la papille, d'œdème péri-papillaire, d'exsudation séro-fibrineuse, de rupture hémorrhagique et de troubles nutritifs de ces différentes parties de l'œil.

1. E. Bouchut, *Du diagnostic des maladies du système nerveux par l'ophthalmoscope,* page 463.

SECTION PREMIÈRE

CAUSE MÉCANIQUE

La névrite et la névro-rétinite des maladies aiguës et chroniques du cerveau et des méninges dépendent souvent d'un obstacle mécanique à la circulation dans les veines méningées et sinus caverneux destinés à recevoir le sang veineux qui revient de l'œil pour le conduire dans les autres sinus du crâne. Il existe alors dans les conduits veineux de tout diamètre des obstructions ou des thromboses révélées par l'autopsie, et qui expliquent la dilatation du réseau veineux du nerf optique ou de la rétine, les œdèmes passifs péri-papillaires et les troubles de nutrition qui en sont les conséquences.

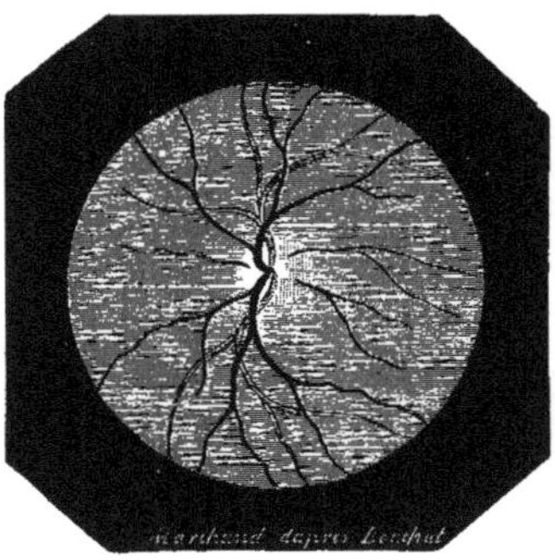

FIG. XVII. — Méningite tuberculeuse, œil droit.

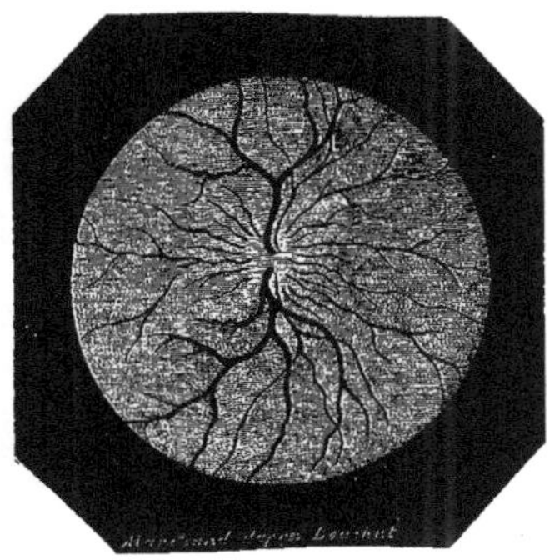

FIG. XVIII. — Méningite tuberculeuse, œil gauche correspondant à l'hémisphère affecté.

Si les deux sinus caverneux se vident mal par suite d'un caillot intérieur formant barrage, ce qui est rare, ou par réplétion et stase due à la thrombose des autres sinus ou à une compression cérébrale par épanchement, les veines de la rétine augmentent de volume, et de chaque côté, au fond des deux yeux, il y a des phlébectasies rétiniennes avec de l'hypérémie et de l'œdème péripapillaire. Si un seul des sinus caverneux éprouve de la peine à se vider, c'est l'œil correspondant qui est affecté (voyez figure 53 et 54 de l'Atlas).

Les sinus caverneux se vident mal par des causes différentes. Ici, la circulation est ralentie ou obstruée dans les autres sinus de la dure-mère qui sont remplis de sang noir coagulé ou de caillots décolorés adhérents et plus ou moins âgés. Ailleurs les obstructions existent dans les veinules de la pie-mère et dans les veines méningées, distendues par des thromboses évidentes. Chez d'autres malades il y a une hydrocéphalie aiguë ou chronique qui, de dedans en dehors, comprime le cerveau dont les circonvolutions sont aplaties contre la boîte crânienne, ce qui arrête en partie la circulation veineuse des méninges et des sinus de la dure-mère, par conséquent aussi la circulation du sinus caverneux. De là rétention du sang veineux dans les veines de la rétine (voy. fig. 28 de l'Atlas). Tout ce qui comprime le cerveau, en dedans ou en dehors, thrombose des sinus, hémorrhagies

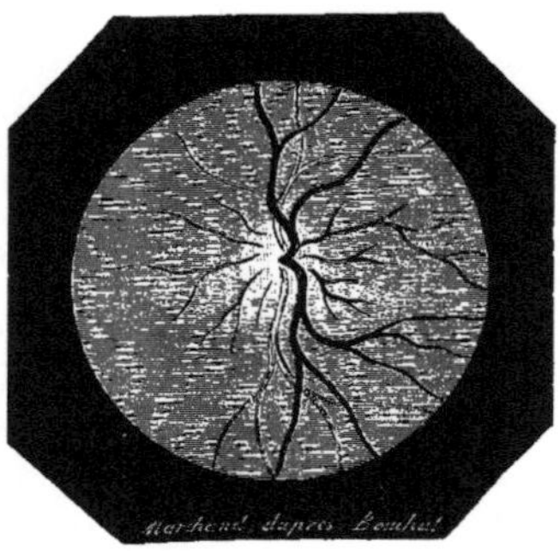

FIG. XIX. — Hydrocéphalie chronique.

cérébrales ou tumeurs des méninges et de la substance nerveuse, et tout ce qui gêne la circulation des méninges de façon à entraver la circulation du sinus caverneux et des autres sinus, amène *mécaniquement* et forcément la rétention et la stase du sang veineux dans l'œil. C'est là un fait indiqué par von Graefe dans sa communication de 1860 à la Société de biologie et dont mes recherches ont vérifié l'exactitude.

Quant à ce qui a été dit de l'influence exclusive de la méningite basilaire sur la production de la stase veineuse oculaire et de la névro-rétinite, c'est une opinion toute théorique à laquelle ne peuvent souscrire ceux qui ont quelque peu l'habitude de faire des autopsies. En effet, la méningite de la convexité engendre aussi bien la dilatation des veines rétiniennes que celle de la base. J'en ai fourni la preuve dans un mémoire où j'ai montré par des observations suivies d'autopsie que cette dilatation avec névrite optique avait existé sur sept cas de méningite de la convexité des hémisphères [1]. Cela se comprend puisque la thrombose des sinus et l'hydrocéphalie ventriculaire qui produisent ce phénomène existent aussi bien dans l'une que dans l'autre de ces variétés de méningite.

A la thrombose des sinus et à l'hydrocéphalie qui, par l'obstacle mécanique qu'ils apportent dans la circulation veineuse des méninges, amènent forcément la stase phlébo-rétinienne, il faut ajouter, comme influence du même ordre, la congestion cérébrale permanente.

Ainsi, les maladies organiques du cœur arrivées au point de cyanoser les lèvres et le visage produisent un effet semblable dans les méninges et dans le cerveau. De là, l'hypérémie névro-rétinienne, la rétinite et souvent des hémorrhagies de la rétine (voyez figure 42, 43 et 44 de l'Atlas). Les inhalations répétées de chloroforme (voyez *Traité du diagnostic des maladies du système nerveux par l'ophthalmoscope*, page 410), la glycohémie et la glycosurie, la leucémie, l'abus des alcooliques et du tabac, l'action prolongée du sulfure de carbone et des émanations de plomb etc., déterminent des congestions cérébrales chroniques accompagnées de congestion du nerf optique et de la rétine tôt ou tard suivie de névro-rétinite (voyez figure 95 et 96 de l'Atlas).

Une autre cause également capable de produire mécaniquement l'hypérémie du nerf optique et des veines de la rétine dans les maladies aiguës ou chroniques du cerveau et des méninges est la suffusion séreuse ou séro-purulente de l'espace sous-vaginal de la gaîne du nerf optique découvert par Schwalbe et par A. Key, professeur de Stockholm.

En effet, d'après les recherches de ces anatomo-pathologistes, il faut admettre désormais qu'il existe une communication directe entre l'espace sous-arachnoïdien et la gaîne des nerfs dans toute leur étendue. Cette communication est très-évidente dans la double gaîne du nerf optique. La première gaîne externe qui prend naissance au trou orbitaire peut être considérée comme une dépendance de la dure-mère qui forme les couches les plus superficielles de la sclérotique et la gaîne interne, prolongement de la pie-mère qui sert de névrilème, arrivée à l'œil pénètre à travers la sclérotique et la choroïde jusqu'a la rétine formant l'anneau sclérotical du nerf optique. Ces deux gaînes sont séparées par du tissu cellu-

1. E. Bouchut, *De la méningite reconnue à l'ophthalmoscope* (*Gazette médicale*, 1867)

laire lâche et cet espace celluleux appelé *espace sous-vaginal lymphatique* communique avec l'espace sous-arachnoïdien (d'autres disent la cavité de l'arachnoïde), de sorte que des injections colorées poussées dans l'intérieur du crâne peuvent arriver entre les deux gaînes externe et interne du nerf optique pour le comprimer, gêner sa circulation intérieure et modifier la nutrition des éléments nerveux. Réciproquement, les injections colorées poussées dans l'espace sous-vaginal sur des animaux vivants pénètrent sous l'arachnoïde (ou dans la cavité arachnoïdienne). Or, quand il y a suffusion séreuse sous-arachnoïdienne de la pie-mère, le liquide séreux ou séro-purulent descend dans la gaîne du nerf optique et, ainsi que je l'ai vu, baigne et comprime le nerf, ce qui serre l'artère et la veine rétiniennes. Il en résulte, d'une part, que l'artère comprimée se rétrécit de façon à être peu visible dans l'image ophthalmoscopique, et, de l'autre, que les veines rétiniennes, dont le tronc est aplati dans le trajet du nerf, se dilatent sur la rétine, deviennent variqueuses, produisent de l'œdème, ou même se déchirent en formant des hémorrhagies[1]. Manz a également vu des affections cérébrales produire la distension séreuse de l'espace sous-vaginal, et dans un cas de pachyméningite hémorrhagique, du sang en nature occuper cet espace[2]. Talko a cité un cas analogue où, par fracture du crâne et rupture de l'artère méningée moyenne ayant occasionné la mort au bout de vingt-quatre heures, on trouva du sang à la base du crâne et entre les deux gaînes du nerf optique; le sang avait pénétré, comprimant le nerf et allant jusqu'à la lame criblée[3]. Ce sont là des faits de la plus haute importance et qui montrent, à ceux qui d'abord ont contesté l'exactitude de la séméiologie ophthalmoscopique cérébro-spinale, la raison anatomique des lois que j'ai découvertes. Il importe de ne jamais oublier cette disposition si l'on veut bien comprendre les bases de la cérébroscopie.

1. Schwalbe, *Untersuchungen über die Lymphanen des Auges und ihre Begrezungen* (*Archiv de Schultz*, t. I, p. 1).
2. Manz, *Das Blut in dem Vaginalraum Nervi optici bei Parenchymeningitis hæmorrhagica* (*Deutsches Archiv für klinische Med.*, IX, 1872).
3. Talko, *Klinische Monatsblätter für Augenheilkunde*, t. IX, p. 341.

SECTION II

CAUSE INFLAMMATOIRE

A côté des obstacles mécaniques à la circulation veineuse intra-crânienne qui produisent l'hypérémie et l'œdème, puis les troubles de nutrition du nerf optique et de la rétine, il y a quelquefois un travail inflammatoire central qui descend du cerveau ou des couches optiques dans les nerfs optiques et jusque sur la rétine. Von Graefe a signalé cette cause dans sa communication à la Société de biologie, et il a eu raison. C'est à cette inflammation descendante qu'il faut attribuer les névro-rétinites et les atrophies optiques qui succèdent quelquefois aux hémorrhagies cérébrales et à l'encéphalite. Ici la papille n'est jamais si rouge ni aussi gonflée par l'œdème que dans la variété précédente. Voici ce qui se passe : le nerf optique, siége de l'infiltration inflammatoire, s'étrangle dans l'anneau scléroticaI, et la papille se tuméfie au delà. Elle devient plus ou moins volumineuse, s'infiltre de sérosité et de globules sanguins, paraît blanchâtre, grise et noirâtre à la circonférence. L'artère disparaît, et les veines ou veinules se gonflent ou se déchirent en donnant lieu à de petites hémorrhagies papillaires ou péri-papillaires plus ou moins étendues (voy. fig. 95, 96, 116 de l'Atlas). C'est la papille étranglée ou *névrite par étranglement papillaire*. Cet état est passager, se modifie de jour en jour et peut finir par disparaître lorsque les hémorrhagies et l'exsudat ont pu se résorber entièrement.

Il y a même des névrites ascendantes qui, remontant au cerveau dont elles altèrent la structure sur un point limité, redescendent dans le nerf optique et y produisent une névro-rétinite suivie d'atrophie. — Tels sont les cas de plaie du sourcil déterminant une névrite ascendante de la branche sourcilière de la cinquième paire, suivie de névrite optique, d'atrophie papillaire et d'amaurose (voy. fig. 85, 86, 87, 89 de l'Atlas) ; — ceux de l'ophthalmie, dite sympathique ; — ceux de la névrite du glosso-pharyngien dans la diphthérite tonsillaire et l'angine pharyngée, qui produisent la névrite optique, le strabisme, la paraplégie incomplète, la paralysie générale et la mort (voy. fig. 111 de l'Atlas) ; — ceux de l'avulsion des dents canines, qui produit une névrite ascendante du nerf maxillaire supérieur, et consécutivement une lésion du nerf optique (Delestre), et enfin tous ceux qui se montrent à la suite d'une maladie périphérique des nerfs, ayant eu pour effet de provoquer une névrite ascendante gagnant le cerveau et se réfléchissant sur les nerfs moteurs de l'œil ou sur le nerf optique.

Ces cas sont distincts de ceux où une contusion du sourcil avec commotion cérébrale et perte de connaissance produit l'amaurose avec atrophie qui, dit-on, ne serait pas précédée d'une hypérémie évidente du nerf optique. S'il n'y a pas eu erreur, la compression du nerf optique par hydropisie de son espace sous-vaginal serait alors la cause de l'atrophie papillaire [1].

SECTION III

ACTION RÉFLEXE DU NERF GRAND SYMPATHIQUE

Certaines névrites et névro-rétinites provoquées par l'altération des centres nerveux ne peuvent s'expliquer ni par un obstacle à la circulation veineuse des méninges, ni par la compression du nerf optique dans sa gaîne par la suffusion séreuse, ni enfin par une irritation descendant du cerveau dans le nerf visuel qui s'altère, se gonfle et s'étrangle dans l'anneau sclérotical en formant la papille étranglée. Ce sont celles qui dépendent des maladies du rachis et de la moelle épinière, telles que la pachyméningite du mal de Pott, la myélite aiguë ou chronique, l'ataxie locomotrice, la sclérose des cordons antérieurs et les névroses spinales congestives. Ces névrites, doivent être attribuées, ainsi que je l'ai établi ailleurs [2], à l'irritation des origines spinales du nerf grand sympathique qui se traduit par une paralysie vaso-motrice du nerf optique.

On sait, en effet, par les expériences de Claude Bernard, que la section des deux premières paires dorsales anastomosées avec le grand sympathique détermine dans le côté correspondant de la face des phénomènes d'hypérémie et d'élévation de température, ainsi que des phénomènes oculo-papillaires semblables à ceux que produit la section du nerf grand sympathique à la région du cou. C'est ainsi que ce physiologiste a établi l'existence des racines spinales de ce nerf. Or, ce que font les vivisections se trouve réalisé chaque jour d'une certaine façon par les maladies de la moelle épinière. Dans ce cas, l'irritation transmise au nerf grand sympathique détermine une hypérémie réflexe du nerf optique, suivie de troubles nutritifs plus ou moins marqués. C'est une véritable paralysie vaso-motrice des capillaires de l'œil.

1. Hutchinson, *Ophthalmic Hospital Reports*, t. VI, 3e partie.

2. Bouchut, *Du diagnostic des maladies de la moelle épinière par l'ophthalmoscopie* (*Gazette médicale*, 1869, et *Comptes rendus de la Société de biologie*).

Les névro-rétinites de la chorée, de l'ataxie locomotrice à ses débuts, et de la plupart des maladies de la moelle épinière n'ont pas d'autres causes.

A ces formes de névro-rétinite dont j'ai parlé dans la section précédente, et qui, tout en pouvant être rapportées à une cause inflammatoire, n'en sont pas moins des maladies sympathiques, se rattachent les névrites optiques provoquées par une névrite périphérique susceptible de déterminer dans le cerveau des lésions qui se réfléchissent dans l'œil, sur le nerf optique, sur la papille et sur la rétine. Telles sont les névro-rétinites consécutives aux plaies du sourcil, aux arrachements de dents et à la sortie difficile des dents de sagesse ou au travail pénible, irrégulier de la seconde dentition, aux phlegmasies couenneuses de la gorge intéressant le glosso-pharyngien, d'où une phlegmasie du cerveau redescendant dans les nerfs de l'œil pour faire la paralysie de la sixième paire avec diplopie ou de l'amaurose, et dans la moelle pour produire la paraplégie; celle enfin qui d'un œil malade revient dans l'œil opposé en formant l'*ophthalmie sympathique*, etc.

Ces faits ont aujourd'hui leur explication dans les observations de Luys chez les vieux amputés des Invalides et dans les expériences de Hayem sur les animaux.

D'après les recherches de Luys chez les sujets amputés depuis quinze ou vingt ans et davantage, la lésion du nerf coupé remonte jusque dans la moelle épinière et détermine une atrophie des cellules des cornes antérieures.

Pareil fait s'observe chez les vieillards paralysés depuis l'enfance, et, dans cette lésion, quelques médecins ont cru découvrir chez ces vieillards la cause de la paralysie infantile. Trouvant là une atrophie des cornes antérieures, ils affirment par hypothèse que cette lésion est primitive, qu'elle a existé de tout temps, et qu'elle a dû se produire à l'origine de la paralysie. Désormais, c'est tout le contraire qu'il faudra dire. En effet, la lésion des cornes antérieures de la moelle n'est qu'un effet du repos et de l'atrophie du membre paralysé, comme chez les amputés elle est la conséquence du repos du moignon.

Enfin, dans ses expériences, Hayem a vu que la contusion ou l'irritation de l'arrachement du nerf sciatique des lapins et des cochons d'Inde déterminait une myélite de la substance grise, passant un peu plus tard à la substance blanche et offrant les caractères de la myélite aiguë. De plus, dans ces cas, il y a toujours quelques-unes des lésions de la méningite.

Rien n'est donc mieux établi que l'existence de la névrite ascendante atteignant les centres nerveux et engendrant des lésions cérébro-spinales. C'est l'explication expérimentale et clinique d'un certain nombre de névro-rétinites consécutives à des phlegmasies viscérales ou à une maladie des nerfs périphériques.

SECTION IV

CAUSES DIATHÉSIQUES

La névro-rétinite et toutes les altérations du fond de l'œil observées dans les maladies des méninges du cerveau et de la moelle épinière se rencontrent aussi dans quelques maladies générales, dans les diathèses et dans certains empoisonnements.

Dans ces cas, la maladie générale qui altère la structure de tous les tissus, tels que les muscles, le cœur, le foie, les reins, les glandes, etc., exerce aussi sa fâcheuse influence secondairement sur le cerveau ou sur les méninges. Alors il se présente deux cas distincts.

Ou bien il y a une congestion chronique du cerveau, sans altération de la substance nerveuse ou vasculaire, qui se répète dans l'œil de façon à produire des troubles circulatoires et nutritifs; ou bien, à la suite de l'hypérémie cérébrale, il se fait une dégénérescence granuleuse des capillaires cérébraux, qui modifie la texture cérébrale et secondairement détermine des altérations névro-rétiniennes. Le premier cas s'observe dans le *nicotisme*, dans l'intoxication que produit l'*usage trop fréquemment répété des inhalations de chloroforme*, dans la *syphilis*, etc. Le second cas, bien plus habituel, est le fait de la *tuberculose générale*, de la *scrofule*, de l'*alcoolisme*, de l'*albuminurie*, de la *glycosurie*, de la *leucémie*, du *cancérisme*, etc. Alors on trouve souvent une altération granulo-graisseuse ou stéatose des capillaires du cerveau et des différents organes qui se répète dans les membranes de l'œil, surtout dans le nerf optique et dans la rétine.

Il y a enfin un autre cas qui semble tout différent: c'est celui de l'*intoxication quinique* dans ses rapports avec l'amaurose et l'atrophie du nerf optique. Ici, au lieu d'une congestion préalable du nerf et des membranes de l'œil amenant la névro-rétinite, on constate un phénomène opposé qui est l'anémie plus ou moins caractérisée de ces parties [1]. La choroïde se décolore, les veines de la rétine se resserrent et le nerf optique est un peu plus pâle que de coutume. Le sulfate de quinine a sur les vaisseaux de l'œil une action *stricturante* opposée à celle de

1. Bouchut, *Traité des maladies du système nerveux par l'ophthalmoscopie*. Paris, 1865, page 416, où se trouvent des observations de ce genre.

l'opium et de la belladone dont l'action est au contraire *relâchante*. L'anémie du nerf optique par abus de la quinine peut-elle amoindrir la nutrition du nerf, modifier la structure de ses éléments nerveux et amener leur atrophie? La chose est possible et même probable. Mais c'est là un point qu'on ne peut décider sans faire d'hypothèses, et sur lequel il est nécessaire d'attendre le résultat de nouvelles observations.

CHAPITRE IV

SÉMÉIOTIQUE DES NÉVRITES OPTIQUES, DES NÉVRO-RÉTINITES ET DES CHOROIDITES

Quand on se place au point de vue du diagnostic ophthalmoscopique des maladies du système nerveux, on voit que la constatation des névrites, des névro-rétinites et des choroïdites dans le cours des maladies cérébro-spinales a une très-grande importance. En effet, on peut admettre comme une vérité clinique de premier ordre que dans toutes les affections nerveuses, si l'image ophthalmoscopique est altérée, il existe, sur un point ou sur un autre des méninges, du cerveau, de la moelle ou des nerfs, une modification de ces organes dans leur constitution normale. En interprétant bien la signification des lésions oculaires sans les séparer des autres symptômes fournis par le malade, on peut deviner ce qui se passe dans les cavités spinale et crânienne. Cela ne veut pas dire que toutes les affections nerveuses aient leurs signes écrits au fond de l'œil. Non. Telle ne saurait être ma pensée. Mais je dis que lorsqu'une affection nerveuse, quelle qu'elle soit, s'accompagne de lésions intra-oculaires, ce qui arrive quatre-vingt-dix fois sur cent, on peut affirmer sans crainte de se tromper qu'elle est d'origine matérielle, organique, et souvent, d'après le caractère de la lésion, quelle est sa nature dans les centres nerveux. Je ne dis rien du siége de l'altération cérébrale qui est surtout révélée par les symptômes.

Ainsi, guidé par la présence de troubles nerveux fonctionnels quels qu'ils soient, si l'examen ophthalmoscopique me révèle une lésion du nerf optique, de la rétine ou de la choroïde, je conclus à l'existence d'une lésion de même nature dans les méninges, dans le cerveau ou dans la moelle, et c'est de l'accord des symptômes nerveux et de la lésion intra-oculaire que résulte le diagnostic complet. J'insiste sur ce point, afin qu'on ne m'attribue pas la pensée d'isoler les signes oculaires des signes fonctionnels pour ne tenir compte que des premiers de ces signes. Le râle sous-crépitant, le souffle bronchique, n'ont isolément aucune signification absolue; ils n'ont d'importance que par l'ensemble des autres symptômes fournis par le malade. C'est absolument la même chose pour les nouveaux signes des maladies cérébro-spinales que j'ai découverts dans l'œil. Il faut les joindre aux autres symptômes et c'est ainsi qu'ils s'éclairent mutuellement.

Dans les maladies du système nerveux, lorsqu'on a fait l'étude complète de tous les troubles fonctionnels du mouvement, de la sensibilité et de l'intelligence, il est indispensable d'examiner le fond de l'œil, et c'est d'après ce qu'on y découvre qu'il faut conclure et formuler le diagnostic.

Du *gonflement et de l'hypérémie du nerf optique*, on peut conclure à un premier degré de névrite annonçant l'hypérémie des méninges, du cerveau ou de la moelle. Cette forme de névrite congestive accompagne les méningites simples ou typhoïdes; la méningite tuberculeuse à son début; la méningite érysipélateuse à la suite d'érysipèle du cuir chevelu; certaines tumeurs cérébrales commençantes; les chorées violentes; le tétanos; le début de l'ataxie locomotrice; la méningite rhumatismale; la pachyméningite du mal de Pott; certaines névroses congestives de l'encéphale et de la moelle, comme l'hystérie, l'épilepsie, les hallucinations, etc.

De l'*œdème papillaire* ou péri-papillaire et rétinien ou névrite œdémateuse, accompagnée de troubles nerveux fonctionnels, on peut, selon les autres symptômes, conclure à l'œdème de la pie-mère par thrombose des sinus ou des veines méningées, par hydrocéphalie aiguë, par encéphalite cardiaque ou albuminurique, etc.

Du *spasme des artères de la rétine*, avec asphyxie locale des extrémités, on peut conclure au spasme des artères capillaires du membre affecté.

Du *reflux sanguin des artères rétiniennes*, il faut conclure au reflux du sang de l'aorte dans le cœur, c'est-à-dire à l'insuffisance des valvules aortiques.

Dans l'*arrêt de la circulation rétino-choroïdienne*, on devine l'arrêt de la circulation cardiaque et des fonctions nerveuses, c'est-à-dire la mort du sujet.

De la *pneumatose des veines rétiniennes*, je conclus à la pneumatose des veines méningées, c'est-à-dire au phénomène qui résulte de la mise en liberté du gaz du sang des veines aussitôt après la mort.

Des *varices* ou *phlébectasies rétiniennes*, et des *thromboses* de ces veines, il faut conclure à l'obstruction de la circulation veineuse de l'encéphale, soit la thrombose des sinus et des veines méningées, soit la compression par une forte hémorrhagie méningée, soit une tumeur intra-crânienne comprimant les sinus, soit une forte hémorrhagie du cerveau, soit une hydrocéphalie aiguë et chronique.

Des *exsudats péri-papillaires de la névro-rétinite*, accompagnée de troubles d'innervation, à la méningite simple ou tuberculeuse, à une ancienne tumeur cérébrale telle qu'un gliome ou un tubercule encéphalique, à une encéphalite chronique, à une encéphalopathie albuminurique, saturnine, glycosurique, à l'encéphalite diphtéritique, à certaines hémorrhagies cérébrales, etc.

Des *anévrysmes artériels miliaires de la rétine* chez un vieillard affaibli, on doit conclure à des anévrysmes miliaires semblables dans les artérioles du cerveau. C'est ce qu'on observe dans certains cas d'hémorrhagie cérébrale chez les sujets très-avancés en âge.

Des *hémorrhagies de la rétine et de la choroïde*, il faut conclure à un étranglement du nerf optique dans la lame criblée soit par gonflement du nerf dans sa gaîne, soit à un obstacle dans la circulation cérébrale par compression intra-crânienne ou par lésion cardiaque, ou enfin par dégénérescence graisseuse (stéatose) des capillaires de l'œil et du cerveau ; mais alors les hémorrhagies sont dans le premier cas au milieu d'un large exsudat papillaire, et dans le second elles sont autour des veines ou veinules rétiniennes.

Du *dépôt des leucocytes dans la papille*, dans les vaisseaux rétiniens et au milieu des hémorrhagies rétiniennes, ou rétinite leucémique, on peut affirmer la leucémie.

Des *hémorrhagies et de la stéatose rétinienne réunies*, on suppose la glycosurie ou l'albuminurie.

De la *choroïdite tuberculeuse*, avec ou sans symptômes nerveux, on devra toujours conclure à l'existence de tubercules des méninges du cerveau, de la moelle et souvent des autres viscères. Mais s'il y a des troubles de la sensibilité, de l'intelligence, du mouvement et des sens, il faut admettre une méningite ou une méningo-encéphalite tuberculeuse.

De la *stéatose rétinienne*, on peut supposer à la stéatose des capillaires cérébraux.

Enfin de l'*atrophie* ou *sclérose du nerf optique*, à l'atrophie des origines du nerf optique et à des points de sclérose disséminée dans le cerveau ou dans la moelle épinière

On peut aller même plus loin que cette indication de la nature des maladies du centre cérébro-spinal par la nature de la lésion intra-oculaire, le siége de la lésion peut-être quelquefois indiqué, car *des altérations d'un seul œil* jointes aux symptômes nerveux généraux, on peut conclure à la lésion de l'hémisphère correspondant ou de la moitié correspondante de la moelle épinière.

CHAPITRE V

DES TROUBLES VISUELS CAUSÉS PAR LES LÉSIONS DU NERF OPTIQUE, DE LA RÉTINE ET DE LA CHOROÏDE DANS LES MALADIES CÉRÉBRO-SPINALES ET DANS LES DIATHÈSES QUI LES DÉTERMINENT

Un fait important à indiquer dans les névrites et dans les névro-rétinites d'origine cérébrale, c'est l'absence de troubles visuels chez un grand nombre de malades, soit pendant toute la durée de la lésion, soit au début, dans la période de formation, alors que la lésion est déjà très-considérable. En effet, ce n'est pas parce que les malades se plaignaient de ne pas voir que j'ai été conduit à examiner le fond de l'œil dans les maladies cérébro-spinales. Si j'eusse attendu cette indication, j'aurais pu attendre encore longtemps avant de commencer ces recherches. Je les ai entreprises parce qu'il m'a semblé que s'il y avait parfois corrélation entre ces maladies et les lésions de l'œil, ce rapport devait être constant, et qu'il fallait le chercher. Quoi qu'il en soit, je me suis souvent demandé comment avec des altérations aussi caractérisées du nerf optique et de la rétine, la vision pouvait être conservée, et comment, lorsqu'il y avait des troubles visuels, ce n'était en général que des obnubilations ou de la chromatopsie.

Rien n'est plus réel. J'ai vu des malades qui pouvaient lire à toute distance habituelle dont le champ visuel restait normal, et qui cependant avaient des névro-rétinites exsudatives ou hémorrhagiques très-caractérisées. J'en ai vu qui n'avaient qu'un faible brouillard devant les yeux. Il y a des albuminuriques dont le fond de l'œil est très-malade, et qui voient parfaitement clair. Au début de l'ataxie locomotrice avec la névrite optique congestive, on voit très-bien, et ce n'est qu'à la période d'atrophie commençante que la vue commence à baisser. Dans la majorité des cas de maladie aiguë du cerveau et de la moelle avec névro-rétinite, la vue n'est pas troublée. Dans ces cas, il n'y a qu'une partie de la rétine dont les éléments soient altérés, et ce qui reste conservé sert à la vision. Ce n'est qu'au bout de quelque temps, lorsque la maladie reste à l'état chronique et que la désorganisation de la rétine et du nerf optique s'étend, que la vision s'altère plus ou moins profondément.

Alors j'ai vu des malades qui voient les objets plus grands ou plus petits, qui ne les voient pas à leur véritable place, et qui les croient devant leurs yeux, qui n'en voient qu'une moitié, enfin qui les voient colorés en vert, en jaune ou de différentes couleurs.

A cet égard, comme j'ai fait presque toutes mes observations sur des enfants, il est possible que je me sois trompé. De deux à dix ans, l'étude du champ visuel est difficile. Alors l'intelligence est peu développée, et les réponses du malade, souvent contradictoires, perdent toute importance. Il faudrait faire cette recherche chez l'adulte sur un très-grand nombre de malades, mais je ne l'ai pas faite. C'est un point que l'on fera bien de reprendre.

CHAPITRE VI

MARCHE, TERMINAISON, DURÉE DES NÉVRITES ET NÉVRO-RÉTINITES D'ORIGINE CÉRÉBRO-SPINALE

La marche et la durée des lésions du nerf optique de la rétine et de la choroïde consécutives aux maladies cérébro-spinales ou corrélatives de ces lésions varie beaucoup selon la lésion originelle des centres nerveux.

Dans certains cas de névrite par étranglement, lorsqu'il y a tuméfaction énorme de la papille avec exsudat péripapillaire et de nombreuses hémorrhagies dans l'exsudat, la durée de la névrite n'est guère que de six semaines à deux mois, et la résorption se fait complétement. On voit le fond de l'œil changer de jour en jour et revenir graduellement à l'état normal.

Dans le diabète et la glycosurie, il y a des lésions transitoires qui disparaissent sans laisser de traces. Telles sont les hémorrhagies. Mais les autres lésions, telles que les plaques blanches dues à la dégénérescence graisseuse de la rétine, sont immuables et ne disparaissent pas. Chez ces malades, la vue s'améliore quelquefois un peu, mais il est rare de la voir revenir complétement.

Les hémorrhagies de la rétine et de la choroïde disparaissent souvent sans laisser de traces, et elles mettent dans leur résorption un temps qui varie selon leur étendue, et que j'ai vu être de plus de deux mois.

A part ces différents cas, les névrites congestives et les œdèmes péripapillaires des autres maladies cérébro-spinales semblent d'une ténacité désespérante pour le médecin. Il est vrai que comme il n'y a souvent pas de troubles visuels on peut patienter. La maladie pendant laquelle s'est fait l'hypérémie ou l'œdème se dissipe, et la lésion rétinienne persiste à un certain degré. J'ai vu des méningites typhoïdes ou rhumatismales, des chorées guérir, et cependant le fond de l'œil ne se modifiait que très-peu. Ce n'est qu'au bout de plusieurs mois que la névrite disparaît entièrement ou, dans certains cas, laisse après elle des altérations dont on ne soupçonne pas l'origine quand on les retrouve plus tard chez un sujet qui pour un affaiblissement visuel ou tout autre motif vient consulter un oculiste. Ainsi s'expliquent une foule de lésions de l'œil produites par des maladies aiguës antérieures, et que quelques oculistes désignent sous le nom de *variétés de l'état physiologique*.

Chez d'autres malades, la névrite et la névro-rétinite persistent et continuent leur marche bien que la maladie cérébro-spinale primitive ou accidentelle soit tout à fait guérie. Meunier[1] dit avoir vu une névro-rétinite consécutive à une fièvre typhoïde, mais il y avait là probablement tumeur du cerveau. D'une autre part, j'ai vu des sujets guéris de fièvre typhoïde ataxique ou à forme cérébrale, ayant eu ce que j'ai figuré plus haut sous le nom de *méningite typhoïde*, avoir consécutivement à la névrite corrélative de l'affection méningée une atrophie du nerf acoustique produisant la surdité, ou du nerf optique produisant l'amaurose. J'ai vu un cas semblable figuré dans l'Atlas (voy. fig. 107) à la suite de paralysie diphthéritique. Il y en a d'autres après l'hémorrhagie cérébrale, après l'érysipèle, après les plaies du sourcil, etc.

Il faut donc admettre que les lésions du nerf optique et de la rétine produites par une maladie aiguë peuvent, après la guérison de celle-ci, continuer leur marche et parfois entraîner la dégénérescence du nerf.

Dans les maladies du cerveau et de la moelle, la persistance est la règle. Ainsi, dans l'ataxie locomotrice et dans certaines hémorrhagies cérébrales ou dans les tumeurs du cerveau, la lésion papillaire et rétinienne ne rétrograde jamais, mais cela ne doit pas surprendre, car la sclérose spinale d'une part, ou l'encéphalite

1. Meunier, Thèse de Paris, 187[illegible], n° 84.

chronique autour de la tumeur du caillot persistent sans changement. Il en résulte que l'altération du nerf continue de faire des progrès, et conduit lentement à une atrophie accompagnée d'amaurose. J'ai vu une petite fille qui, ayant eu la nuit une attaque d'hémiplégie avec perte de connaissance, a retrouvé son intelligence dès le lendemain, mais son hémiplégie a persisté. Quatre ans plus tard, l'œil du côté de l'hémiplégie et correspondant à l'hémisphère malade était le siége d'une atrophie blanche verdâtre nacrée, tandis que l'autre œil n'avait qu'une névrite légère. C'était un exemple de désorganisation lente du nerf optique à la suite d'une névrite aiguë, et de plus la preuve que dans certains cas l'œil malade est celui qui correspond à la lésion de l'hémisphère du cerveau.

En résumé : disparition lente des lésions névro-rétiniennes après guérison de la maladie cérébro-spinale ou spinale, persistance prolongée de ces lésions sans conséquence fâcheuse, production secondaire de lésions ne gênant pas la vision et considérées comme des variétés de l'état physiologique, enfin travail lent de désorganisation du nerf optique aboutissant à l'atrophie de la papille et à l'amaurose, telles sont les phases successives des névro-rétinites d'origine cérébrale.

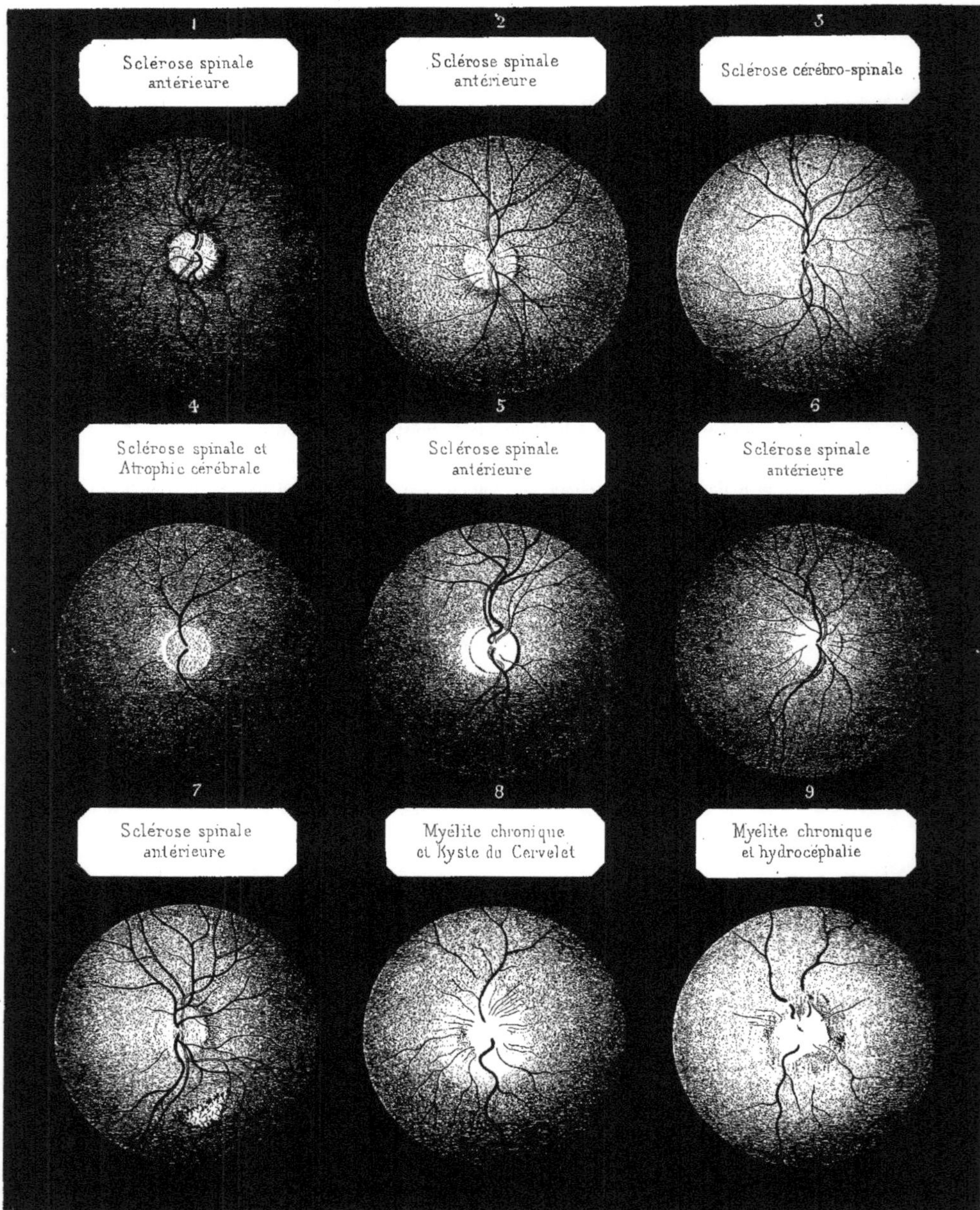

Dessiné par E. Bouchut. Lith. par Karmanski.

MALADIES DE LA MOELLE ÉPINIÈRE, MYÉLITES ET SCLÉROSES SPINALES.

LIBRAIRIE J.B. BAILLIÈRE ET FILS, A PARIS

DEUXIÈME PARTIE

ICONOGRAPHIE

PLANCHE PREMIÈRE

FIG. 1. — *Myélite chronique et sclérose spinale antérieure compliquée d'éclampsie ayant donné lieu à une névrite optique double.*

Cette enfant, âgée de douze ans, entrée le 25 mai 1868 dans la salle Sainte-Catherine de l'hôpital des Enfants malades, service de M. Bouchut, y est restée un an et demi, et, au mois de décembre 1869, son état étant très-amélioré, la marche étant facile, quoique irrégulière, elle a pu sortir de l'hôpital.

Engourdissements passagers des deux jambes avec des douleurs vagues assez fréquentes, parfois lancinantes. Quelquefois des crampes. Faiblesse des membres inférieurs. Marche difficile et sensation cotonneuse sous les pieds. Paralysie incomplète du membre inférieur droit. Abolition des mouvements réflexes. Pas d'anesthésie cutanée. Mydriase plus marquée à gauche qu'à droite, et affaiblissement visuel de ce côté. Parfois des vomissements et souvent de la constipation.

A l'hôpital, deux mois après son entrée, elle a eu en plein jour une attaque d'éclampsie très-violente, que j'ai considérée comme une attaque d'*épilepsie spinale;* mais l'accident ne s'est pas renouvelé.

Hypérémie papillaire très-prononcée, variable dans le cours de la maladie, donnant lieu à une teinte uniformément plate et rose de la papille, dont les bords sont confus. Plus tard, l'infiltration séro-sanguine ayant augmenté, les bords de la papille devinrent invisibles. Les veines rétiniennes sont minces et les artères normales.

FIG. 2. — *Myélite chronique et sclérose spinale antérieure. — Double névrite optique.*

Ce malade, M. P..., auquel j'ai donné des soins pendant dix ans, est âgé de quarante-cinq ans. Il a de l'engourdissement, des fourmillements dans les membres inférieurs avec douleur lombaire assez forte et sensation très-pénible de barre transversale diaphragmatique. Il marche avec peine, et il lui semble qu'un duvet est placé sous ses pieds. Il fauche en marchant et jette ses pieds en avant. Ses mains tremblent, surtout à droite, et il écrit très-difficilement. Plus tard la vue est devenue trouble et le malade, ne pouvait plus marcher qu'avec le bras d'un domestique. Ses digestions sont bonnes, sans constipation ni incontinence fécale; la miction est normale et il n'y a qu'un peu d'impuissance virile. Aucun trouble d'insensibilité n'existe à la peau, sur la langue, dans l'odorat et dans l'ouïe. Il n'y a qu'un peu de brouillard devant les yeux n'empêchant pas le malade de lire, si ce n'est à une vive lumière.

Autant qu'on puisse en juger d'après les symptômes, ce malade a une maladie chronique de la moelle, donnant lieu à une sclérose des cordons antérieurs caractérisée par des douleurs rhumatoïdes des lombes et des membres, par des fourmillements et par des engourdissements dans les pieds, et par une grande difficulté de la marche.

Examinés à l'ophthalmoscope, les deux yeux présentent une altération semblable de la papille, caractérisée par une infiltration séreuse placée sur le côté externe et cachant toute cette partie du nerf optique. En dedans, la papille est saillante, rosée, vasculaire, et ses vaisseaux un peu embrouillés n'offrent aucune dilatation anormale.

Des cautérisations pointillées sont faites au fer rouge deux fois la semaine le long du rachis, et le malade va au mont Dore en 1866.

La saison du mont Dore, et au retour de nouvelles cautérisations ponctuées ont enlevé les douleurs lombaires et l'affaiblissement des jambes. La marche est devenue plus facile, et, sans être guéri, le malade se trouve très-amélioré un an après, en 1867.

FIG. 3. — *Méningite guérie.* — *Sclérose cérébro-spinale.*

Cette enfant, âgée de onze ans, entrée le 8 janvier 1872, a eu, il y a un an, des phénomènes de méningite que je n'ai pas vus et dont elle a guéri.

Elle est restée peu intelligente, pouvant à peine marcher ni agir, en raison du défaut de coordination des mouvements dans les membres inférieurs et supérieurs. Ses mains tremblent légèrement lorsqu'elle les soulève. Il en est de même des pieds, mais il n'y a pas d'amaigrissement ni de perte de sensibilité. Elle mange bien et digère de même. Toutes les autres fonctions s'exécutent naturellement.

La vision semble conservée, mais à l'ophthalmoscope les deux papilles sont hypérémiées et gonflées, aplaties, diffuses d'un côté, tandis que de l'autre il y a une petite zone blanchâtre d'atrophie papillaire commençante.

FIG. 4. — *Sclérose spinale diffuse, microcéphalie.* — *Névrite optique et atrophie commençante du nerf.*

Jeanne L..., âgée de deux ans, entrée à la salle Sainte-Catherine, service de M. Bouchut, le 27 mai 1872, pour une microcéphalie avec sclérose spinale.

Sa tête offre des diamètres de 11 centimètres sur 13. Le corps est le siége d'une contraction générale avec opisthotonos permanent. La vue est presque abolie, et à l'ophthalmoscope il y a dans le côté une névrite optique diffuse cachant à peu près le contour papillaire, névrite qui existe aussi à gauche; mais là il y a en dedans un croissant blanchâtre de la papille, qui révèle un commencement d'atrophie papillaire.

L'enfant mourut de rougeole, et à l'autopsie je trouve un cerveau de 673 grammes, alors que le même jour je voyais un cerveau d'enfant du même âge, mort du croup, et dont le poids était de 1175 grammes.

Les circonvolutions sont petites, ratatinées, aplaties, sans sclérose de la substance corticale.

Le bulbe et la moelle sont atrophiés, durs et sclérosés. Au-dessus du renflement lombaire existe un rétrécissement annulaire qui réduit la moelle à la moitié de son volume normal. Les nerfs de la queue de cheval sont manifestement atrophiés et comme fibreux. Il en est de même des nerfs de la base du crâne, du nerf médian et du nerf sciatique.

Sur la moelle durcie, trempée dans le carmin, il y a, dans la région lombaire, une zone périphérique toute colorée en rose, due à une prolifération fibrilaire interposée entre les tubes nerveux, pour la plupart privés de myéline et réduits à leur cylindre d'axe. Là se trouvent aussi un certain nombre de corps granuleux et quelques granulations amyloïdes.

A la région cervicale, le travail de sclérose est moins avancé.

Les cellules de la substance grise conservent leur intégrité, aussi bien dans les cornes antérieures que dans les cornes postérieures.

Quelques vaisseaux intramédullaires renferment des corps granuleux et des granulations graisseuses remplissant leur cavité.

Il y a en outre une notable dilatation du canal de l'épendyme qui, dans la partie supérieure de la moelle, atteint 6 millimètres.

Dans la protubérance, à la partie postérieure, il y a des traînées transversales de sclérose, que l'on retrouve aussi dans le bulbe, au niveau du plancher du quatrième ventricule.

Dans les parties atrophiées de la substance cérébrale, les tubes nerveux de la substance blanche semblent perdus au milieu d'une substance granuleuse, les quelques cellules qu'elle renferme sont réduites à leurs noyaux. Les vaisseaux sont remplis de corps amyloïdes et granuleux.

Dans la substance grise, le tissu est criblé de granulations au sein d'une matière amorphe, et les vaisseaux offrent également l'altération granulo-graisseuse.

Le nerf optique, surtout à droite, offre une sclérose très-prononcée du tissu qui sépare les tubes nerveux, qui sont variqueux, granuleux, ou qui ont perdu leur myéline et sont réduits à leur cylindre d'axe.

FIG. 5. — *Myélite chronique.* — *Sclérose spinale antérieure.* — *Atrophie papillaire.*

Cette enfant, âgée de six ans, entrée dans le service de M. Bouchut le 20 janvier 1873, marche difficilement depuis quelques mois. Elle ne relève pas les pieds et fauche le sol en trébuchant à chaque pas, ce qui la fait tomber si on ne la tient pas sous les bras.

Il n'y a pas d'atrophie des membres, et la sensibilité cutanée est intacte. Les digestions sont régulières et les excrétions faciles. Pas de troubles visuels appréciables.

A l'ophthalmoscope je trouve les deux papilles plates, d'un blanc rose très-clair, et en voie d'atrophie. Leur contour est entouré d'un petit cercle pigmentaire normal, et d'un côté se montre une zone d'atrophie scléroticale.

FIG. 6. — *Myélite chronique et sclérose spinale antérieure avec névrite optique et demi-atrophie papillaire.*

Marie C..., treize ans, entrée le 25 janvier 1868. Non formée; cette enfant, qui n'a jamais été malade, a été prise, au mois d'octobre dernier, de douleurs de tête, sans vomissements, sans constipation, d'inappétence avec faiblesse des membres, et une hyperesthésie progressive des pieds n'existant sur aucune autre partie du corps. La motilité s'est affaiblie par degrés sans aller jusqu'à la paralysie, et l'enfant peut à peine marcher. La force des membres supérieurs est extrêmement diminuée, l'audition s'est perdue complétement.

Le sommeil est en partie détruit, et il y a de temps à autre des contractions passagères du poignet sans perte de connaissance.

L'intelligence est à peu près la même, mais il y a un notable embarras de la langue. Peu d'appétit; amaigrissement progressif; pas de vomissements; selles normales; pas de fièvre.

La vision s'est affaiblie, et il y a dans chaque œil (fig. 3) une atrophie incomplète de la papille, bornée à son côté interne. *Iodure de potassium*, 1 gramme.

4 février. Prescription : *bromure de potassium*, 2 grammes.

22 février. Les douleurs des pieds ont complétement cessé; la surdité persiste avec quelques douleurs d'oreilles; la céphalalgie a cessé, mais il reste toujours une grande faiblesse des membres qui rend la marche incertaine. Bon appétit; pas de diarrhée.

19 décembre. Les douleurs n'ont pas reparu et l'enfant marche mieux, tout en frottant le sol avec ses pieds. La surdité a un peu diminué et l'état général est excellent.

Dans l'œil, l'atrophie de la papille à son côté interne a augmenté, cette partie est blanche et très-nacrée.

Le côté externe présente au contraire une arborisation qui laisse voir, par transparence, cette partie de la papille, qui est assez blanche.

Les artères sont extrêmement petites et les veines volumineuses, avec quelques petites veines secondaires.

Fig. 7. — *Sclérose spinale antérieure et névrite optique avec plaque d'atrophie choroïdienne pigmentée.*

Une fille de trois ans, marchant seule à dix-huit mois, fut, sans cause connue, prise d'affaiblissement des membres inférieurs, et elle cessa de marcher. Ses jambes n'offraient ni atrophie, ni anesthésie.

Dans les yeux, je trouvai une double névrite optique au début. La papille hypérémiée au côté externe, d'apparence aplatie, nébuleuse, se confond presque au côté externe avec la teinte rouge de la choroïde.

Au-dessous d'elle (image renversée) se trouve une plaque d'atrophie choroïdienne entourée et à demi-couverte d'un amas de cellules pigmentaires.

Fig. 8. — *Myélite chronique; cérébellite; kyste du cervelet; infiltration granuleuse de la papille; granulations rétiniennes; hydrocéphalie chronique consécutive.*

Marie P..., dix ans, entrée le 17 septembre 1866 au n° 12 de la salle Sainte-Catherine, à l'hôpital des Enfants malades (M. Bouchut). Cette enfant a eu, à l'âge de un an, une sorte de fièvre cérébrale avec convulsions, qui a guéri sans laisser de traces. Depuis lors elle n'a jamais été malade.

Il y a six mois elle a eu un double écoulement d'oreilles qui l'avait rendue sourde un moment, et qui a guéri en laissant l'ouïe intacte.

Peu après elle a été prise de douleurs de tête excessivement vives, accompagnées chaque fois de vomissements, et se reproduisant assez fréquemment; quelque temps après le mouvement s'est affaibli dans les membres inférieurs, et on l'amène à l'hôpital dans l'état suivant :

Développement naturel pour l'âge. L'enfant est assez forte; elle marche avec peine, a besoin d'aide, et se plaint de fourmillements dans les membres inférieurs; sa sensibilité est intacte. Depuis hier l'enfant lâche les urines et les matières sans le sentir, mais l'incontinence urinaire n'est pas continue. Point de douleur au ventre ni de barre épigastrique.

La colonne vertébrale est douloureuse sur un seul point, qui est la sixième vertèbre cervicale; des douleurs de tête ont existé il y a deux jours, et il y a eu un vomissement.

Les pupilles sont également dilatées. Pas de strabisme; de temps à autre il y a un nuage sur les yeux et au fond de l'œil; l'ophthalmoscope fait voir une infiltration granuleuse de la papille, qui en cache complétement la surface sans même permettre de voir le point d'émergence des vaisseaux.

Veines et artères sont perdues dans l'infiltration, et ce n'est qu'à un peu de distance qu'on voit reparaître les veines qui plongent et disparaissent de nouveau.

Le long des vaisseaux et çà et là existent des granulations blanches ayant l'apparence d'un sablé fin. Pas d'hémorrhagies. La choroïde a sa coloration normale; à droite de la papille il y a une agglomération de granulations blanches, grosses comme de petites têtes d'épingles et disposées en triangle; çà et là quelques granulations semblables. La langue est naturelle, bon appétit, bon sommeil sans rêves ni hallucinations. Peau modérément chaude, pas d'albuminurie, pas de fièvre.

Potion. Iodure de potassium 50 centigrammes.

4 décembre. Sans aggravation évidente des symptômes précédents, l'enfant a été prise très-subitement ce matin d'étouffements considérables qui ont duré une demi-heure, et qui ont entraîné la mort au milieu de l'asphyxie compliquée de cyanose.

Autopsie le 5 décembre.

Dans le rachis, *la moelle épinière* est normale à sa partie inférieure, mais à sa partie supérieure, et surtout au bulbe, elle est très-aplatie, et atrophiée au niveau des cordons antérieurs.

Le *bulbe rachidien*, au lieu d'être rond et de faire relief, est tout à fait aplati, atrophié et, comme lésion, un épanchement de sérosité claire dans le tissu cellulaire sous-arachnoïdien.

La *protubérance* est tout à fait aplatie, et il y a au devant d'elle un épanchement séreux sous-arachnoïdien.

Dans le cerveau, à la base, on voit en avant et en arrière du chiasma des nerfs optiques, le plancher inférieur du troisième ventricule tout à fait transparent faire saillie sous forme de vésicule transparente remplie de liquide, et les méninges pas plus que les nerfs de la base ne sont malades. Les ventricules latéraux sont énormément dilatés et remplis de liquide clair comme de l'eau. Le troisième ventricule est également très-dilaté. Il en est de même du quatrième, qui est assez large pour recevoir le pouce d'un homme adulte. Les parois ventriculaires sont saines, et la substance cérébrale n'offre aucune altération.

Le *cervelet* paraît très-volumineux et fluctuant à sa partie moyenne. Il refoule en haut le cerveau, et en bas il comprime la protubérance et le bulbe, qui gardent par leur aplatissement la trace de cette forte compression. Cette augmentation de volume du cervelet est due à un kyste aussi gros qu'un œuf de poule placé au milieu du lobe moyen et s'étendant à droite et à gauche. Il renferme environ 120 grammes de sérosité jaunâtre transparente qui se coagule entièrement par les acides comme le sérum du sang. Abandonné à lui-même, il se coagule comme de la fibrine en perdant un peu sa transparence.

Ses parois sont formées de substance cérébrale épaissie, tomenteuse; gélatiniforme, ambrée sur quelques points, blanchâtre sur d'autres; on n'y trouve pas de membrane d'enveloppe, de sorte que le liquide est au sein de la substance cérébelleuse altérée.

Examen microscopique. — *La rétine* est très-altérée au niveau de la papille et tout autour. Les myélocites sont pour la plupart remplis de granulations graisseuses assez volumineuses, et augmentées considérablement de volume. La couche de cellules nerveuses est encore reconnaissable, mais ces éléments sont remplis de granulations grises très-abondantes, se dissolvant et disparaissant très-rapidement dans l'eau distillée. Il est impossible de constater la présence de la couche de fibres nerveuses ni celles des bâtonnets. La membrane limitante de la rétine existe à l'état d'intégrité. Les petites taches blanchâtres qu'on voyait pendant la vie autour de la papille sont très-évidentes à l'autopsie des yeux, en les regardant à la loupe et sous l'eau. Leur composition est la même que je viens d'indiquer précédemment.

La *choroïde* a subi une altération analogue, mais beaucoup plus remarquable. Les deux couches de cette membrane ont disparu presque totalement; les points où elles persistent sont représentés par des amas de cellules volumineuses, irrégulièrement polygonales, remplies de granulations volumineuses qui ne sont déjà plus du pigment, mais bien une matière grasse, soluble dans l'éther et le chloroforme. On reconnaît bien évidemment, cependant, que ces cellules sont celles de la couche interne de la choroïde, hypertrophiées et dégénérées. Il y a même des points de la choroïde dans lesquels on rencontre de petits groupes de véritables cellules de tissu adipeux : fait singulier d'anatomie pathologique que je rencontre déjà pour la troisième fois dans les autopsies d'affections oculaires produites par des maladies du cerveau.

Les *nerfs optiques* sont altérés, mais particulièrement l'un d'eux qui présentait une coloration rosée très-apparente. Les tubes nerveux étaient très-variqueux, remplis d'une myéline très-granuleuse; leurs parois se déchiraient très-facilement.

Les *parois du kyste* trouvé dans le cervelet sont formées d'une trame de tissu fibrillaire entièrement développé, mais dans laquelle se trouve infiltrée une grande quantité d'éléments embryoplastiques en voie d'évolution régulière.

Ici, à côté des capillaires évidemment de nouvelle formation, se trouvent d'autres branches anciennes ayant subi l'altération athéromateuse très-bien caractérisée.

Au point de vue du diagnostic, l'ophthalmoscope a rendu ici de réels services. L'enfant marchant difficilement avait de la faiblesse dans les membres inférieurs, des maux de tête et parfois des vomissements. Elle soutenait que sa vue était bonne, mais elle voyait un peu trouble. En trouvant à l'ophthalmoscope, dans les deux yeux, des altérations si considérables de la papille et de la rétine, sans albuminurie, je n'hésitai pas à conclure de la lésion du nerf optique à la lésion du cerveau et de la moelle. Je pensai qu'une lésion des cordons antérieurs de la moelle épinière à la région cervicale avait entraîné, par l'intermédiaire du grand sympathique, une lésion de l'intérieur de l'œil, et le diagnostic porté alors fut : *myélite compliquée d'encéphalite*. L'événement m'a donné raison, et ce fait est un des plus remarquables qu'on puisse invoquer à l'appui de ma loi de coïncidence *des altérations de la rétine par maladie de la moelle ou du cerveau.*

A un autre point de vue, cette observation n'est pas moins intéressante. On y voit un kyste d'origine inconnue développé au milieu du lobe moyen du cervelet, s'étendant de chaque côté dans les lobes latéraux, et comprimant la protubérance et le bulbe au point de produire des vomissements fréquents et un accès de suffocation mortel. Ce sont là sans doute des accidents dus à la compression du pneumogastrique.

Dans le kyste, point d'entozoaires, mais un liquide albumineux et fibrineux spontanément coagulable et coagulable aussi par les acides concentrés comme le sérum du sang. Ses parois étaient formées de substance cérébrale altérée.

C'est à la présence de ce kyste, enfin, qu'il faut attribuer l'hypersécrétion dont les ventricules de l'encéphale étaient le siége, et d'où résultait une hydrocéphalie ventriculaire énorme ayant dilaté outre mesure le quatrième ventricule, et s'étant répandue à la base du cerveau dans le tissu cellulaire sous-arachnoïdien. Il est évident que c'est à cette hydrocéphalie qu'il faut attribuer la somnolence continuelle remarquée pendant les jours qui ont précédé la mort, et si je dois expliquer le mode de formation de ce symptôme, je ne me tromperai guère en le considérant comme un résultat de la compression encéphalique.

Fig. 9. — *Myélite chronique et sclérose spinale avec hydrocéphalie probable; névro-rétinite exsudative.*

Nathalie B..., âgée de sept ans, entrée le 4 mai 1869 au n° 25 de la salle Sainte-Catherine à l'hôpital des Enfants, et sortie le 18 juillet (service de M. Bouchut).

Cette enfant n'a jamais été malade et présente un arrêt de développement bien marqué, car elle n'a que 103 centimètres de haut. Son corps est très-gros par polysarcie, et ses jambes sont assez maigres et faibles; sa tête est volumineuse et le crâne est dur, ossifié, mesurant 54 centimètres de circonférence, alors que d'autres enfants du même âge et au-dessus n'en ont que 47. Il n'y a ni paralysie, ni convulsion, mais la force musculaire des membres inférieurs est tellement amoindrie, que l'enfant peut à peine marcher. Quand elle est debout, elle oscille et tremble pour maintenir à grand'peine son équilibre vertical. Si on la soutient pour marcher, elle fauche un peu de la jambe droite, qui est plus faible que l'autre; les mouvements réflexes sont également un peu plus faibles du côté droit, et lorsque l'enfant est couchée les mouvements des membres inférieurs manquent de coordination, et elle ne les dirige pas très-aisément. Dans les membres supérieurs il n'y a point de défaut de coordination ni de motilité, et l'on remarque à l'annulaire droit les traces d'une carie de la phalange à moitié guérie. Le visage exprime un peu d'hébétude, et les yeux sont un peu convergents sous un front très-bombé et très-proéminent.

L'intelligence est faible et l'enfant parle à peine; elle a encore de l'incontinence fécale et urinaire, et ne demande pas le vase pour ses besoins. Tous les sens paraissent intacts, et l'on ne peut juger à quel degré la vision est affaiblie.

Les deux yeux, à l'*ophthalmoscope*, présentent une exsudation grisâtre du nerf optique qui en masque les contours et qui s'étend un peu sur la rétine (fig. 9). Elle masque en partie les veines rétiniennes, qui semblent interrompues à leur point d'émergence, et dont on ne retrouve la continuité ou direction qu'un peu plus loin. Il y a également sur les papilles des vaisseaux propres en assez grand nombre formant des radiations vasculaires assez nombreuses et n'ayant guère que 1 centimètre d'étendue. On constate également un peu d'atrophie choroïdienne pointillée.

L'enfant ne tousse pas, n'a pas de bruit anormal au cœur. Elle mange bien et ne vomit jamais; enfin elle n'a pas de fièvre; son état général est bon.

25 juillet. L'enfant a pris des bains sulfureux et de l'huile de morue; au bout d'un mois elle a commencé à marcher, et bientôt après elle a pu se promener très-aisément dans les salles. Il n'y a point eu d'autres troubles d'intelligence ni de mouvement; l'état est resté stationnaire, et elle est sortie le 18 juillet.

PLANCHE II

FIG. 10. — *Ataxie locomotrice à la première période.* — *Névrite optique légère.*

M. G..., âgé de 34 ans, depuis trois mois atteint de douleurs vagues dans les membres inférieurs et dans les lombes, revenant de temps à autre sous forme d'élancements aigus dans les jambes, marche moins bien qu'autrefois. Il jette ses pieds en avant, plus qu'il ne les dirige à volonté, et quand il ferme les yeux pour faire un pas, il chancelle. — Sa santé générale est d'ailleurs excellente. — Il voit assez bien, mais de temps à autre il lui semble apercevoir les objets à travers un faible brouillard.

Les deux papilles sont fortement hypérémiées, sans gonflement. Elles sont très-rouges avec un grand nombre de petits vaisseaux périphériques, mais leur contour reste très-net. Autour de la papille existe une zone d'hypérémie très-prononcée. Les veines rétiniennes sont nombreuses, larges et plus dilatées que de coutume.

Ces lésions existent presque toujours au commencement de l'ataxie locomotrice.

FIG. 11. — *Ataxie locomotrice à la dernière période.* — *Névrite et atrophie papillaire.*

X.., âgé de 62 ans, vu à Bicêtre, en 1862, dans le service du docteur Léger. Cette homme, placé dans l'hospice comme ataxique incurable, est malade depuis douze ans. Il est tout à fait amaurotique.

Ses papilles présentent une atrophie blanche, crayeuse, nacrée, très-évidente, et les vaisseaux rétiniens sonts étroits et peu nombreux.

Cette lésion, signalée par tous les pathologistes comme accident final d'un certain nombre de cas d'ataxie, est la conséquence de l'hypérémie que j'ai fait connaître comme phénomène du début de la maladie, et dont on trouve un exemple dans la figure 10.

FIG. 12 et 13. — *Chorée : — Cinquième attaque.* — *Névro-rétinite légère.*

Cette enfant, âgée de 14 ans, entrée le 3 février 1873 dans le service de M. Bouchut, y arrive pour une chorée générale revenant pour la cinquième fois, et non pour la troisième comme il est dit dans la légende de la figure par suite d'une faute d'impression.

La maladie est très-intense, compliquée d'une légère endocardite mitrale. La vision ne paraît nullement troublée, et cependant il y a dans les deux papilles du gonflement avec hypérémie très-intense et diffusion des contours papillaires. Du côté droit il y a autour du nerf optique un petit cercle pigmentaire qui n'a rien de pathologique.

Cette lésion, qui n'a encore été signalée par aucun auteur, se retrouve dans tous les cas de

ATLAS D'OPHTHALMOSCOPIE MÉDICALE ET DE CÉRÉBROSCOPIE.

PL. 2.

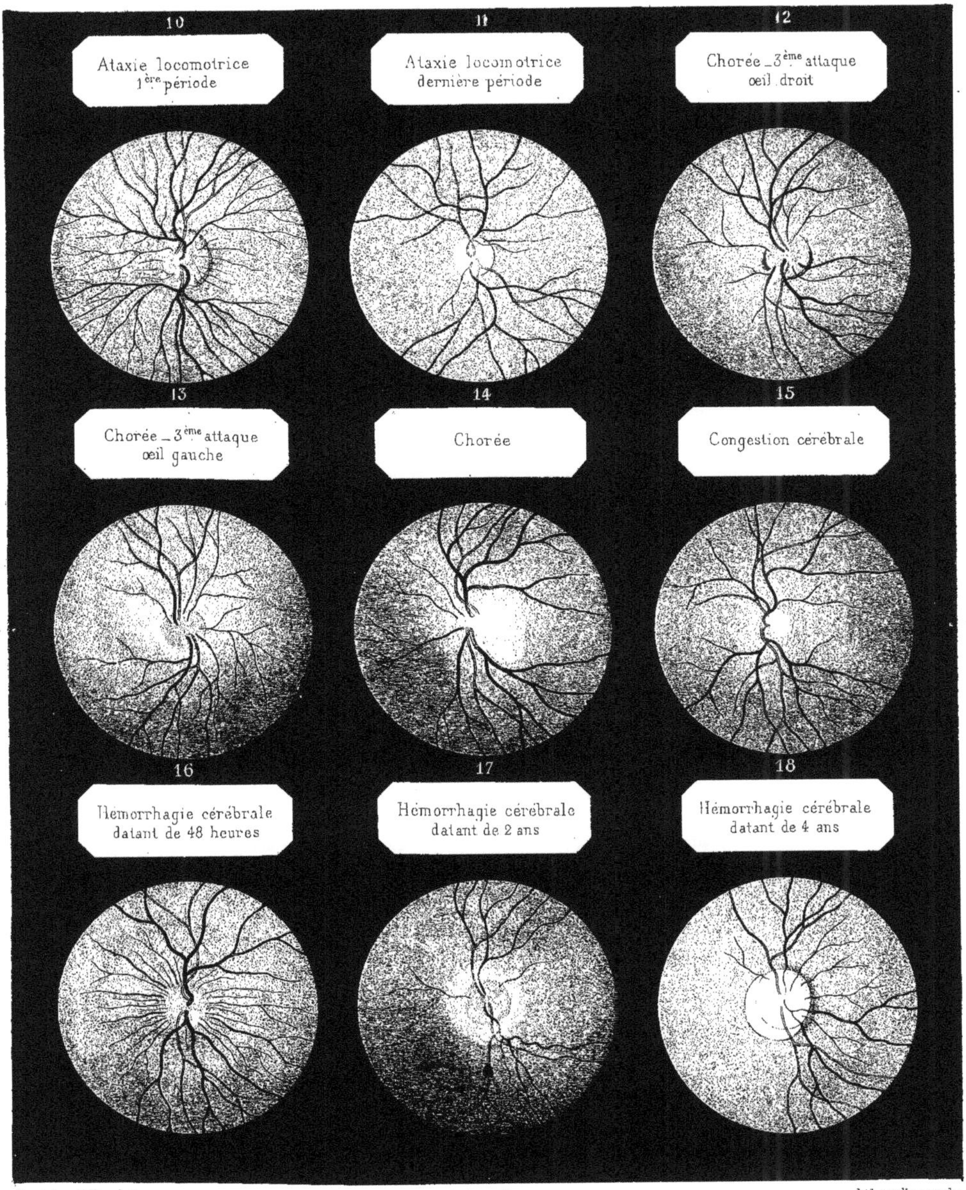

Dessiné par E. Bouchut. Imp. Becquet, Paris. Lith. par Karmanski.

ATAXIE LOCOMOTRICE _ CHORÉE _ HÉMORRHAGIE CÉRÉBRALE.

LIBRAIRIE J.B. BAILLIÈRE & FILS À PARIS.

chorée un peu grave et prolongée. Elle existe dans une proportion de 40 p. 100, et c'est ce qui m'a fait dire que la chorée n'était pas une simple névrose, mais une affection rhumatismale de la moelle et de ses enveloppes agissant sur la circulation de l'œil par l'intermédiaire du grand sympathique. Ce fait est démontré par les autopsies que l'on a quelquefois l'occasion de faire.

Fig. 14. — *Chorée violente : — Névro-rétinite exsudative.*

Cette enfant, nommée F..., âgée de douze ans, a eu des convulsions éclamptiques fréquentes de l'âge de deux à sept ans, mais il y a cinq ans qu'elles ont cessé de revenir. Elle est entrée dans le service de M. Bouchut le 13 octobre 1868 pour une troisième attaque de chorée générale violente avec endocardite mitrale. Elle présente une lésion oculaire rare. Je ne trouve habituellement dans la chorée que du gonflement avec hypérémie de la papille, mais ici il y avait en même temps un exsudat rétinien blanchâtre, péripapillaire, très-prononcé, masquant surtout le côté interne de la papille. L'enfant, guérie de la chorée, est sortie le 22 novembre en conservant encore cet exsudat fortement atténué.

Fig. 15. — *Congestion cérébrale.*

Cette enfant, âgée de quatorze ans, est venue en 1869, le 2 mars, dans le service de M. Bouchut, pour une aménorrhée avec douleurs de tête, datant de quatre jours; pour des vertiges et des étourdissements sans perte de connaissance; pour des vomissements et de la constipation. Son pouls était régulier sans fréquence. Les douleurs étaient constantes et empêchaient toute espèce de travail. Aucun trouble visuel.

A l'ophthalmoscope je constatai une légère excavation centrale du nerf optique qu'il ne faut point considérer comme un état pathologique en rapport avec une lésion cérébrale, mais il y avait une forte hypérémie de la choroïde, avec rougeur anormale du nerf optique amenant la diffusion du contour papillaire. C'est une lésion que quelques oculistes considèrent comme une variété de l'état physiologique.

Cette observation a été publiée dans mon mémoire *sur les névroses congestives de l'encéphale.*

Fig. 16. — *Névro-rétinite aiguë par hémorrhagie cérébrale récente.*

B..., âgé de cinquante-sept ans, frappé subitement d'hémiplégie droite avec embarras de la parole, strabisme divergent, diplopie et hydrophthalmie, offre dans l'œil gauche (côté de l'hémisphère affecté), une infiltration séreuse de la papille, dont les contours ont disparu, et une augmentation énorme du nombre et des vaisseaux de la rétine. Ces vaisseaux paraissent plus larges en dehors de la papille que sur la papille elle-même. L'œil droit est moins affecté. Mort en six jours.

Dans toutes les hémorrhagies cérébrales un peu fortes et comprimant les vaisseaux de façon à gêner la circulation intra-crânienne, on peut constater cette hypérémie.

Fig. 17. — *Hémorrhagie cérébrale, vieille de deux ans; névro-rétinite; hémorrhagie de la rétine.*

M. M... me fut adressé au mois de septembre 1868 par le docteur Geléz, de Lisy-sur-Ourq ,près de Meaux.

Ce monsieur, cinquante-huit ans, hémiplégique depuis deux ans, par suite d'une hémorrhagie cérébrale subite, avait été frappé subitement, et était resté un mois dans un état fort grave. A ce moment il voyait confusément les objets. Peu à peu il guérit, son bras remuant à peine et la jambe gauche lui permettant de marcher difficilement; sa vue resta faible, et comme cela le tourmentait il voulut consulter à Paris, et M. Gelez me l'adressa.

Toute la circonférence de la papille gauche est entourée d'une petite zone diffuse, blanchâtre, de un à deux millimètres, mais le centre est normal. Cette partie est plate, les vaisseaux petits, distincts, mais quelques veines sont très-flexueuses. En bas existent sur le trajet de deux veines deux hémorragies d'inégale dimension, et quelques vésicules semblent occupées par des stases. La choroïde est inégalement pigmentée autour de la papille, mais à mesure qu'on s'éloigne de cette partie la pigmentation est plus marquée.

Fig. 18. — *Hémorrhagie cérébrale datant de quatre ans. — Atrophie papillaire et scléroticale.*

En 1862, X... se trouvait à l'hôpital Saint-Antoine, dans le service de mon collègue Boucher, de la Ville-Jossy, pour une hémiplégie ancienne à gauche, suite d'hémorrhagie cérébrale datant de quatre ans. Il était à peu près aveugle. Mon collègue me pria de venir l'examiner à l'ophthalmoscope.

Je trouvai un nerf optique gonflé, pâle, presque blanc, mais offrant une légère teinte rosée; les veines rétiniennes semblaient minces et claires au niveau du nerf, mais elles paraissaient plus larges et plus colorées en dehors du contour papillaire. Les artères étaient minces, et en dehors de la papille se trouvait une zone d'atrophie choroïdienne et scléroticale ayant la forme d'un croissant.

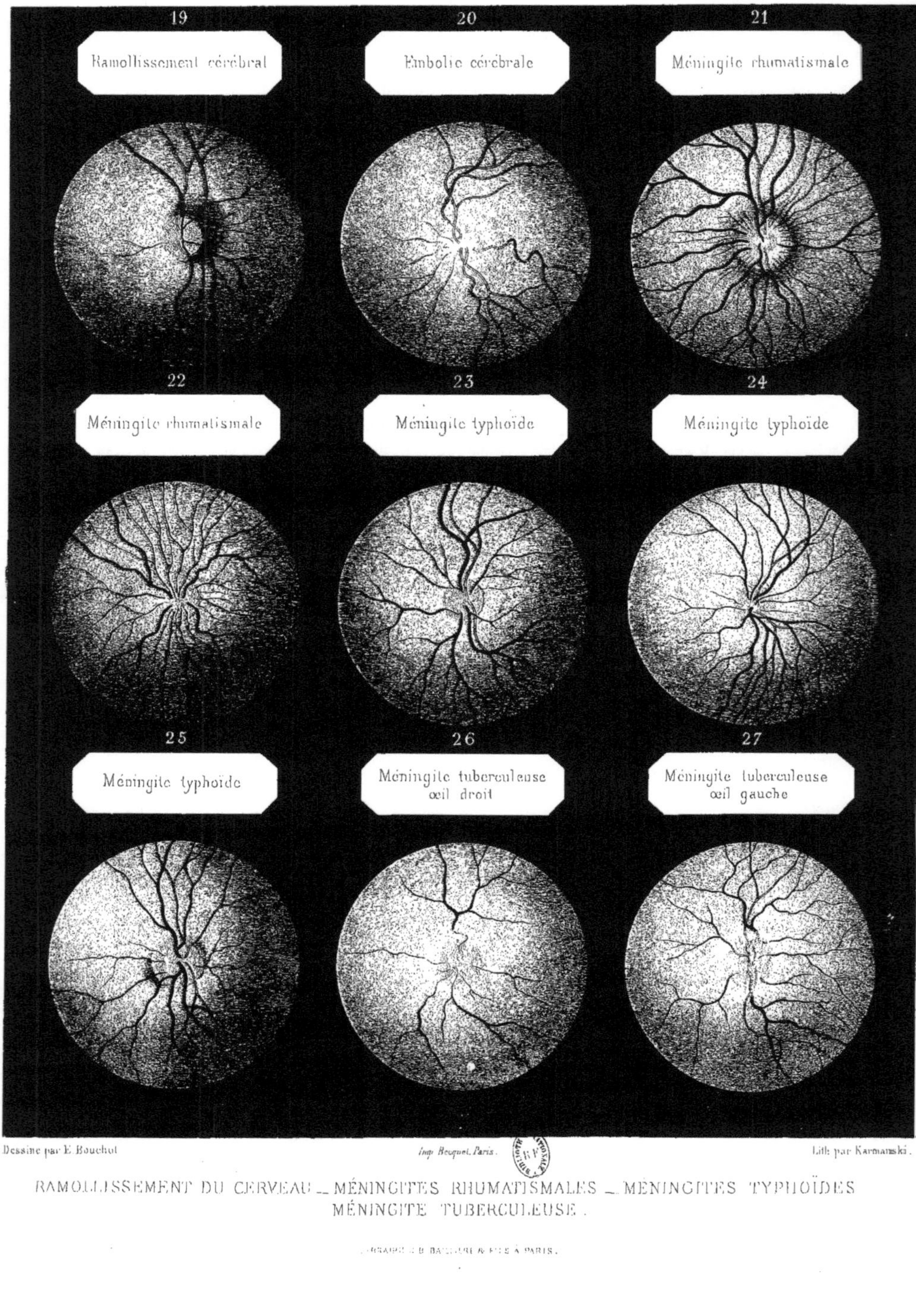

Dessiné par E. Bouchut — Imp. Becquet, Paris. — Lith. par Karmanski.

RAMOLLISSEMENT DU CERVEAU — MÉNINGITES RHUMATISMALES — MÉNINGITES TYPHOÏDES
MÉNINGITE TUBERCULEUSE.

LIBRAIRIE J.B. BAILLIÈRE & FILS À PARIS.

PLANCHE III

FIG. 19. — *Ramollissement cérébral. — Congestion papillaire. — Exiguïté des artères.*

M. C..., âgé de soixante-cinq ans, ayant les artères radiales ossifiées, a eu en 1868 une gangrène pulmonaire qui a failli le faire périr. Dans sa convalescence il eut à deux reprises, pendant quelques jours, de l'embarras de la langue et de la faiblesse du bras droit.

Depuis quatre mois il n'avait plus rien. En juillet 1869, le matin, il fut tout à coup pris d'hémiplégie complète sans anesthésie, sans perte de connaissance aucune, et avec paralysie presque complète de la langue.

Cet état durait depuis vingt jours lorsque je le vis pour l'examiner à l'ophthalmoscope.

La papille était alors diffuse surtout en dedans, un peu rougeâtre, les artères à peine visibles et les veines très-minces comme dans une ischémie rétino-choroïdienne.

FIG. 20. — *Embolie cérébrale probable. — Hémiplégie. — Névro-rétinite.*

Marie R..., âgée de sept ans, entrée le 9 novembre 1868 à la salle Saint-Catherine (service de M. Bouchut), pour une hémiplégie de la face et des membres dans le cours d'une insuffisance mitrale. L'hémiplégie est venue subitement pendant le sommeil, et n'a produit aucune anesthésie, ni aucune atrophie de ce côté du corps.

A l'ophthalmoscope on trouve les deux nerfs optiques couverts par une infiltration grisâtre qui rend la papille diffuse peu apparente, et sur laquelle se voient des veines dilatées, flexueuses, remplies de caillots.

FIG. 21. — *Méningite rhumatismale. — Névrite optique.*

H..., âgé de cinquante-deux ans, pris au cinquième jour d'un rhumatisme de délire et d'hallucinations qui annonçaient une métastase rhumatismale du cerveau. Je le vis en consultation avec Grisolle. Des bottes ventouses sur les membres inférieurs guérirent ce malade.

Dans le cours de cette affection, les yeux, examinés à l'ophthalmoscope, offraient une congestion péripapillaire énorme, les veines centrales engorgées atteignant le double de leur volume normal, et les veines capillaires, nombreuses, fortement dilatées, comme variqueuses. Tous les vaisseaux capillaires étaient dilatés et les artères peu visibles. L'œil gauche était moins atteint que le droit. Le malade a guéri.

FIG. 22. — *Méningite rhumatismale. — Névrite optique.*

Eugénie Albouy, âgée de douze ans, entra à la salle Sainte-Catherine le 6 juillet 1868, service de

M. Bouchut, pour un rhumatisme articulaire, aigu, compliqué d'endocardite aortique. Trois jours après, le 9 juillet, délire violent, sortie du lit, agitation considérable et cris continuels.

A l'ophthalmoscope, la papille est aplatie, tuméfiée, rouge, diffuse à son bord externe, multiplication des veines sans dilatation. Guérison.

FIG. 23, 24 et 25. — *Méningites typhoïdes et névrites optiques.*

Lorsque la fièvre typhoïde prend la forme ataxique et délirante, si le délire est violent on sait qu'il existe une périencéphalite diffuse ayant pour siége les méninges congestionnées remplies de leucocytes, et un léger ramollissement de la substance corticale qui est infiltrée de corps granuleux et dont les capillaires sont remplis de leucocytes occupant la gaîne lymphatique. Cette lésion, dont on ne s'occupe pas beaucoup en général, est cependant assez sérieuse. Dans quelques cas, après guérison, elle laisse une paralysie motrice, ou bien une paralysie sensorielle, telle que surdité ou amaurose, ou enfin des troubles considérables de l'intelligence, tels que l'amnésie, l'hébétude, l'idiotie ou la folie. Ces désordres sont la conséquence des lésions de la pie-mère et de la substance corticale, qui n'ont pas guéri avec la maladie principale et qui ont passé à l'état chronique. L'anatomie pathologique en révèle l'existence, ainsi qu'on en pourra juger par les figures 23, 24 et 25, et dans quelques cas l'ophthalmoscope permet de la reconnaître pendant la vie au moment où existe le délire typhoïde.

FIG. 23. — *Méningite typhoïde. — Névrite optique.* — Joséphine Lauriart, âgée de quatorze ans, entrée le 22 septembre 1871 à la salle Sainte-Catherine, service de M. Bouchut, pour une fièvre typhoïde, ayant du délire, de l'assoupissement et des intermittences du pouls.

A l'ophthalmoscope, les deux papilles sont aplaties, rouges, diffuses, à contours effacés diffus, et les veines, très-gonflées au niveau de la choroïde, paraissent plus minces au niveau de la papille, où elles sont cachées par l'hypérémie papillaire.

FIG. 24. — *Méningite typhoïde. — Névrite optique.* — Piffaut, âgée de neuf ans, entrée le 21 février 1873 à la salle Sainte-Catherine, service de M. Bouchut, pour une fièvre typhoïde ataxique, compliquée de violent délire.

A l'ophthalmoscope, double névrite optique, caractérisée par la tuméfaction, la douleur, la diffusion de la papille et le gonflement avec multiplication des veines.

FIG. 25. — *Méningite typhoïde. — Névrite optique.* — Eugénie Cornu, entrée le 30 septembre 1872 à la salle Sainte-Catherine, service de M. Bouchut, pour une fièvre typhoïde ataxique avec délire, agitation, carphologie, soubresauts des tendons, etc.

A l'ophthalmoscope les deux nerfs optiques sont gonflés, rouges, diffus, et le contour de la papille est à peine visible. Les veines sont larges et fortement dilatées.

FIG. 26 et 27. — *Méningite tuberculeuse. — Névrite optique, granulations blanches de la rétine.*

Jeanne Mabille, âgée de sept ans, entrée le 14 mai 1872 au n° 2, salle Sainte-Catherine, service de M. Bouchut.

Cette enfant, malade depuis quatre jours, a eu mal à la tête, des vomissements, des coliques et de la diarrhée, puis la contraction douloureuse des muscles postérieurs du cou (Splenius complexus et trapèze); tout mouvement lui est très-douloureux, elle dort beaucoup et son pouls est ralenti intermittent 64 - T. A. 39° 8.

Dans l'œil gauche névrite optique, cachant les bords de la papille sous l'hypérémie et l'œdème péripapillaire ; thromboses rétiniennes très-évidentes, quelques granulations blanchâtres, miliaires le long des vaisseaux, que je considèrai d'abord comme des tubercules de la choroïde et qui n'étaient que des *granulations caséeuses de la rétine*, ainsi que je m'en suis assuré par l'autopsie.

A droite, névrite optique bien plus caractérisée, exsudat péripapillaire ; les veines rétiniennes sont minces sur la papille et très-dilatées sur la choroïde, une granulation blanchâtre, semblable à celle de l'œil gauche.

16 mai. — Sommeil profond, subdélirium, ventre creux aplati, soupirs, plaintes et cris, peau chaude 39,8 le matin et 39,9 le soir, pouls fréquent, inégal, irrégulier, 128.

Les veines rétiniennes sont de plus en plus gonflées, flexueuses et variqueuses. Il y a dans l'œil droit une thrombose au centre de la papille. Les contours de la papille ont presque disparu sous l'hypérémie et, dans la choroïde, il y a une atrophie pointillée considérable.

17 mai. — Même état général. Les papilles de plus en plus rouges se confondent avec la rougeur choroïdienne et sont à peine appréciables.

Le pouls 132 et la température s'élève à 40,6.

Mort dans la journée, et à l'*autopsie* je trouve la pie-mère injectée, infiltrée de pus à la convexité de l'hémisphère gauche et offrant à cet endroit des granulations miliaires tuberculeuses.

Les poumons renferment un grand nombre de granulations miliaires et quelques petits tubercules jaunes, durs.

Les yeux présentent un gonflement du nerf optique, dont la papille est diffuse, des caillots dans les veines et quelques *granulations blanchâtres*, placées dans la rétine, le long des vaisseaux, sans qu'il y en ait de pareilles dans la choroïde.

Ces granulations étaient formées de corps granuleux infiltrées de graisse et d'un grand nombre de granulations graisseuses.

Que penser de ces granulations blanchâtres miliaires de la rétine, le long des vaisseaux d'un côté, loin d'un vaisseau de l'autre, chez une enfant dont les méninges et les poumons sont remplies de granulations tuberculeuses? Jusqu'à ce que des recherches plus nombreuses aient été faites, je serai disposé à croire que ce sont là des tubercules caséeux de la rétine.

BIBLIOTHÈQUE NATIONALE RF IMPRIMÉS

PLANCHE IV

Fig. 28. — *Convulsions finales des maladies chroniques.— Thrombose des sinus de la dure-mère et des veines méningées ; — thrombose des veines rétiniennes ; — gonflement et œdème de la papille.*

Cette enfant, âgée de deux ans, est entrée en 1870 dans le service de M. Bouchut pour une entérite chronique tuberculeuse avec diarrhée incessante, et cachexie très-prononcée.

Au bout de quelques jours survinrent des convulsions qui durèrent deux jours et amenèrent la mort.

A l'ophthalmoscope, je trouvai la papille gonflée, diffuse, grisâtre par suite de l'œdème péri-papillaire, et dans une branche de la veine rétinienne une stase sanguine ou thrombose ayant dilaté le vaisseau et gênant la circulation.

A l'autopsie, je pus constater l'obstruction de la veine rétinienne par du sang coagulé, et dans le cerveau, il y avait œdème énorme de la pie-mère, caillots des veines méningées et caillots jaunâtres décolorés du sinus longitudinal supérieur.

Ici, de l'œdème papillaire et de la thrombose phlébo-rétinienne on pouvait conclure à l'œdème cérébral et à la thrombose des sinus.

Ces faits sont très-fréquents à l'hôpital, et j'ai recueilli quarante observations semblables. Presque toutes les convulsions terminales des maladies chroniques de l'enfance dépendent de la coagulation du sang des sinus de la dure-mère ou dans les veines méningées.

Fig. 29 et 30. — *Encéphalite chronique. Double névrite optique.*

Cette enfant, âgée de dix ans, est entrée dans le service de M. Bouchut pour une hémiplégie gauche datant de trois ans, et qui était venue à la suite d'une maladie de trois semaines qualifiée par la mère du nom de fièvre cérébrale.

Elle marche à peine et son bras remue moins que la jambe; l'intelligence et la sensibilité sont intactes. Tout le côté gauche est un peu amaigri.

Elle paraît voir assez distinctement, mais on ne peut savoir jusqu'à quel point la vue est conservée.

A gauche, le nerf optique est recouvert par un exsudat blanchâtre qui cache les contours de la papille et qui déborde sur la rétine où il n'a pas de limites régulières. Tout autour, il y a également sur la rétine de petites granulations blanchâtres disséminées. Sur un point même en dehors elles forment une sorte de constellation. — De ce côté, l'artère est invisible et les veines rétiniennes plongeant et sortant de l'exsudat semblent interrompues sur quelques points. — Il y a là ce qu'on voit dans la *névrite étranglée*.

A droite, la papille est gonflée, œdémateuse, diffuse sur ses bords qui sont indistincts; l'artère

ATLAS D'OPHTHALMOSCOPIE MÉDICALE ET DE CÉRÉBROSCOPIE.

PL. 4.

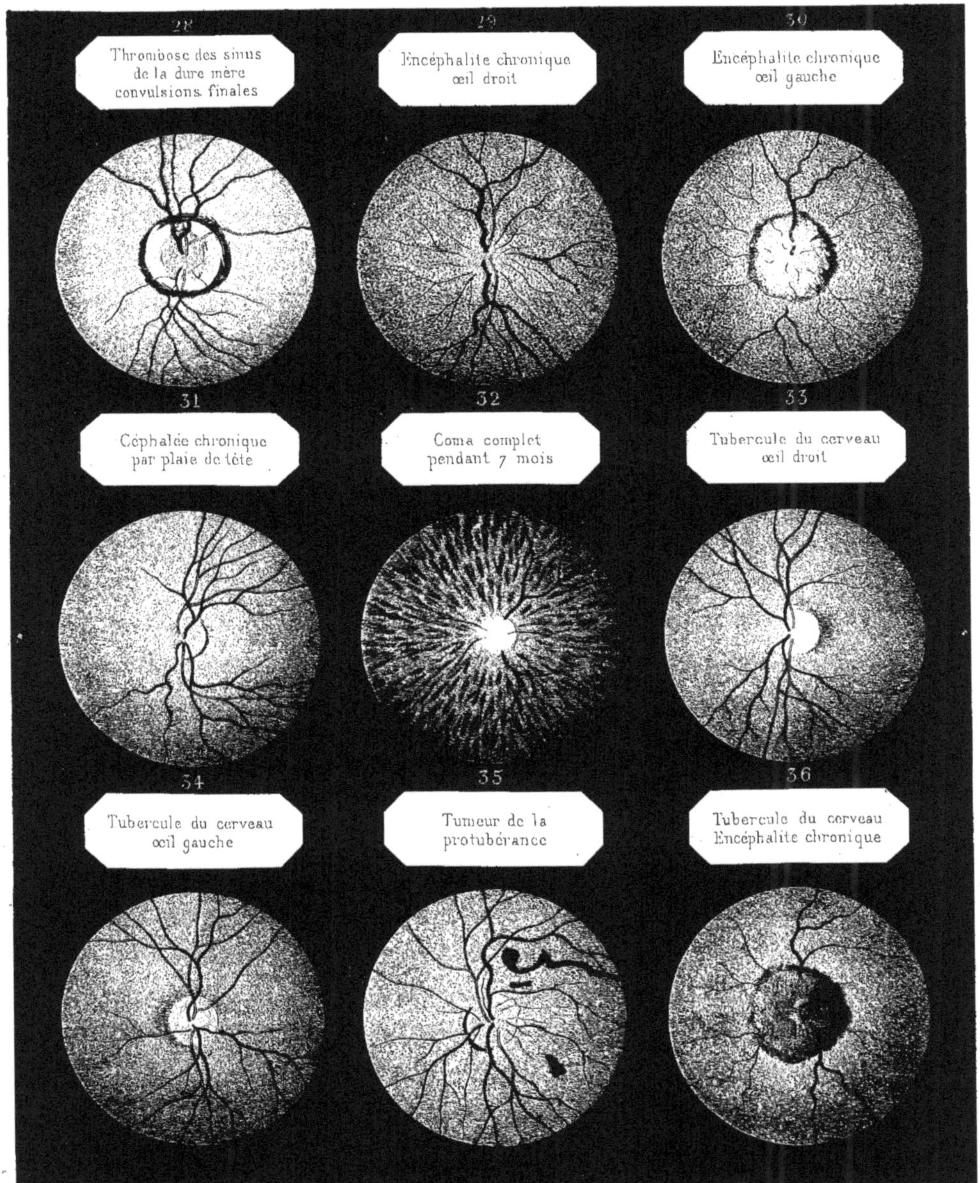

Dessiné par E. Bouchut.   Imp. Becquet à Paris.   Lith. par Karmanski

reste visible et les veines flexueuses semblent remplies de caillots, mais ce n'est qu'une illusion d'optique. Il est probable qu'étant flexueuses dans le sens antéro-postérieur, les parties convexes semblent plus claires que celles qui sont dans la partie concave de l'ondulation.

L'enfant est sortie dans le même état.

FIG. 31. — *Céphalée, suite de plaie de tête : faible névrite optique.*

Cette enfant est venue dans mon service pour des douleurs de tête presque continuelles, occupant le sommet et la partie postérieure du crâne, et consécutives à une plaie du pariétal droit. — Elle ne vomit pas, mange assez bien et sa santé est assez bonne. Les douleurs de tête cessent par moment sans régularité dans leur retour et viennent parfois dans la nuit troubler le sommeil. — Pas de troubles visuels.

A l'ophthalmoscope je trouve la papille un peu gonflée, aplatie, rosée, n'ayant plus les cercles concentriques diversement colorés de l'état normal et diffuse sur son bord externe. En dedans il y a un cercle de pigment qui est normal et les vaisseaux n'offrent rien de particulier.

Bien que ces lésions ne soient pas très-considérables et n'aient que peu d'importance séméiotique, je crois qu'il est impossible de n'en pas tenir compte.

FIG. 32. — *Coma prolongé pendant sept mois; alimentation artificielle par la sonde œsophagienne. — Excavation atrophique du nerf optique.*

Il s'agit ici d'un malade de Bicêtre placé dans le service de M. Legrand du Saulle, et dont tous les journaux politiques ont parlé.

Cet homme, à la suite de chagrins prolongés, avait perdu la raison et était tombé dans une sorte de coma pendant lequel il ne prenait point de nourriture, de sorte qu'il eût succombé si, par la sonde, on ne l'avait nourri régulièrement.

J'ai été l'examiner et je lui ai trouvé une rétinite pigmentaire très-caractérisée, avec une excavation atrophique complète du nerf optique. — Les vaisseaux peu nombreux sortaient sur la circonférence de l'excavation représentée par la tache blanche de cette figure.

Le malade a succombé au bout de sept mois, et les nerfs optiques ayant été examinés au microscope, on n'y a, dit-on, rien trouvé d'anormal. Cependant il y avait une excavation atrophique très-caractérisée.

Le cerveau offrait les traces d'une méningite chronique.

FIG. 33 et 34. — *Tumeur du cerveau ; — névrite optique et atrophie papillaire d'un côté.*

Cette enfant, âgée de neuf ans, est entrée dans le service de M. Bouchut pour des phénomènes d'hébétude et d'idiotie, caractérisés par l'embarras de la parole, l'impossibilité de manger seule ni de jouer avec les autres enfants, et enfin par le défaut d'ambulation. — Elle mange, vomit de temps à autre, est un peu constipée et son pouls n'offre aucune trace d'irrégularité.

A l'ophthalmoscope, je trouve dans l'œil droit une atrophie blanche de la moitié interne de la papille avec hypérémie de la moitié opposée, et dans l'œil gauche un léger gonflement de la papille avec décoloration du nerf.

Fig. 35. — *Tumeur de la protubérance. — Paralysie alterne. — Névrite optique. — Hémorrhagie rétinienne. — Tache pigmentaire de la rétine.*

Cette enfant, âgée de sept ans, est entrée, le 10 janvier 1870, dans le service de M. Bouchut et elle en est sortie le 10 février. Elle a été prise à l'âge de deux ans de convulsions avec perte de connaissance et paralysie dans le côté droit du corps, accompagnée d'amaurose, phénomènes qui ont duré dix-huit mois.

Puis ces accidents ont graduellement disparu, mais elle reste avec une paralysie incomplète caractérisée par une diminution du mouvement dans le côté *droit* du corps et dans le côté *gauche* de la face, ce qui en fait une *paralysie alterne.* La jambe et le bras sont un peu atrophiés. La sensibilité est intacte, il n'y a que les mouvements réflexes qui sont amoindris et peu appréciables.

L'enfant peut se lever, marcher avec peine en boitant, mais elle tomberait si on ne lui prêtait secours.

La santé générale est bonne, et les digestions régulières.

Les organes des sens sont intacts, la vision est revenue, mais le fond de l'œil présente à droite une hypérémie papillaire qui colore fortement la papille et en masque un peu les bords. Du côté droit il y a un peu d'atrophie choroïdienne sur le bord interne et supérieur de la papille, tandis que sur le bord externe il y a une zone prononcée de pigment. Les vaisseaux sont nombreux, et les veines principales un peu dilatées. En haut (image renversé) il y a une longue hémorrhagie irrégulière venant aboutir à un rameau veineux. Deux jours après l'entrée il se fit au-dessous de celle-là une autre petite hémorrhagie beaucoup moins appréciable. Un peu plus bas, il y a une grosse tache irrégulière noirâtre de pigment.

Dans l'œil gauche, la papille est également hypérémiée et escortée en-dedans d'une petite plaque d'atrophie choroïdienne.

Fig. 36. — *Encéphalite chronique. — Névrite optique.*

Une fille de quatre ans, habitant Maisons-Lafitte, me fut envoyée par le docteur Augros à l'hôpital des Enfants pour me consulter, le 13 mai 1868.

Il y a 6 mois l'enfant a eu une convulsion épileptiforme qui a disparu sans laisser de trace; puis il y a deux mois, elle a eu des vomissements, de la constipation, de violentes douleurs de tête avec plaintes continuelles; irrégularités du pouls. Cela a duré trois semaines, puis elle a guéri, et elle reste à demi-amaurotique, avec de la faiblesse du côté droit du corps, ce qui l'empêche de marcher, mais son appétit est revenu, elle digère bien et a bonne apparence.

Les deux yeux présentent au centre de la papille une tache laiteuse irrégulière, qui couvre l'expansion du nerf optique, de plus il y a de l'atrophie choroïdienne, pointillée, et ces veines sont tortueuses, dilatées, interrompues sur quelques points de leur étendue.

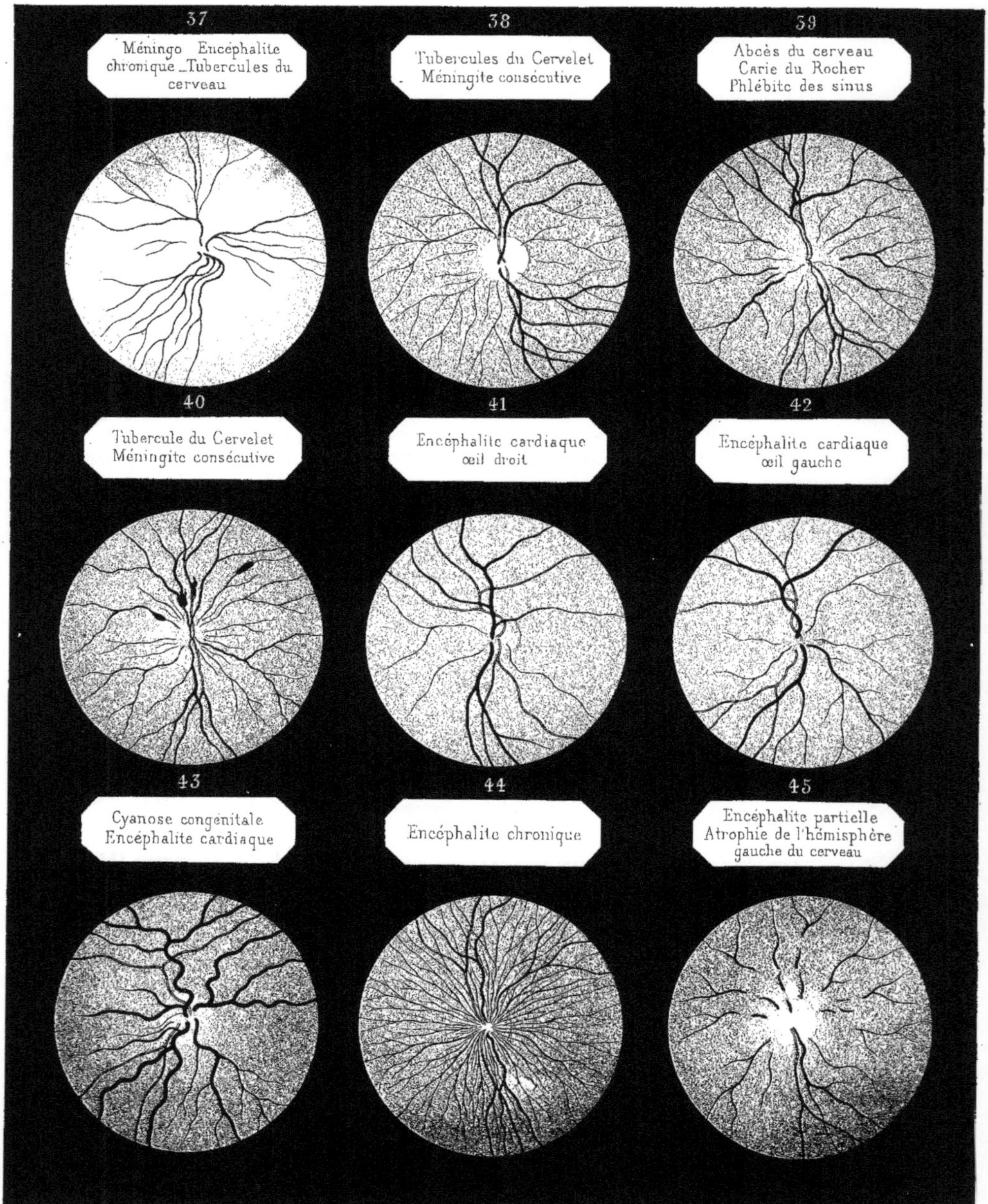

Dessiné par E. Bouchut. Imp. Becquet, Paris. Lith. par Karmanski.

ENCÉPHALITE CHRONIQUE _ TUBERCULES DU CERVELET _ ENCÉPHALITE CARDIAQUE
CYANOSE CONGÉNITALE.

LIBRAIRIE J.-B. BAILLIÈRE & FILS À PARIS.

PLANCHE V

Fig. 37. — *Méningo-Encéphalite chronique. — Tubercule probable du cerveau. — Névrite optique et atrophie choroïdienne.*

Un garçon de sept ans, placé à l'hôpital des Enfants pour une hémiplégie ancienne avec idiotie et strabisme divergent, me fut présenté par mon collègue Labric pour être examiné à l'ophthalmoscope. Il n'y avait aucun doute dans le diagnostic, mais nous désirions savoir si l'affection intra-crânienne, qu'on supposait être un tubercule du cerveau, avait déterminé quelque altération du nerf optique.

Chez cette enfant le nerf optique avait complétement disparu, la papille, masquée par un exsudat inflammatoire chronique, débordant sur la rétine, ne se reconnaissait plus que par le point d'émergence des vaisseaux. Les artères avaient disparu et les veines nombreuses offraient une disposition des plus irrégulières. Enfin, chez cette enfant il y avait en haut (image renversée) une plaque d'atrophie choroïdienne très-étendue, sinueuse, avec des dépôts de pigment sur différents points.

Fig. 38. — *Tubercule du cervelet. — Méningite aiguë tuberculeuse. — Hydrocéphalie. — Névrite optique avec atrophie.*

Pauline Cretey, âgée de dix ans, entrée le 28 avril 1868 à la salle Sainte-Catherine (service de M. Bouchut) pour une méningite, caractérisée par des maux de tête, avec affaiblissement visuel, des vomissements avec constipation, de la somnolence, des rougeurs fugitives de la face et du ralentissement irrégulier du pouls. T. A. 36°,5.

A l'ophthalmoscope, du côté droit, papille blanche, éclatante, très-nette, sans vaisseaux avec apparence d'atrophie. — A gauche, la papille est couverte dans sa partie interne par un exsudat irrégulier, blanchâtre, déchiqueté sur les bords : les veines rétiniennes sont peu dilatées, non flexueuses; artères peu visibles : choroïde pâle, pointillée de blanc comme dans l'atrophie pigmentaire choroïdienne.

A l'autopsie, je trouve le cerveau fortement distendu, fluctuant, comprimé de dedans en dehors par un épanchement séreux des ventricules latéraux qui ont une longueur de 18 centimètres, et dont les parois, un peu ramollies par l'imbibition, sont sillonnées par un grand nombre de veinules. Nulle part il n'y a de tubercules.

Dans le cervelet, au contraire, le lobe droit est occupé par un énorme tubercule dur, jaune verdâtre, résistant, sans vaisseaux, détruisant tout le pédoncule cérebelleux. Ce tubercule mesure 6 centimètres, il est entouré d'une petite zone de substance cérébelleuse ramollie, jaunâtre, mais sur un point latéral il arrive à la surface et adhère à la dure-mère occipitale.

La pie-mère est partout injectée, adhérente à la substance corticale un peu ramollie et à la base, sur le chiasma, elle est infiltrée de pus, qu'on retrouve dans les scissures sylviennes avec des granulations tuberculeuses le long des vaisseaux.

La couche optique n'est pas malade, mais la bandelette optique est ramollie jusqu'au chiasma, et là, le nerf est jaunâtre, gélatineux, diminué de volume, est libre dans sa gaîne qui paraît trop large pour le contenir.

Pas de tubercules dans les poumons ni dans les autres organes.

Au microscope, le nerf optique est rempli de tissu cellulaire granuleux, comprimant les tubes nerveux, qui ont en partie disparu, et ceux qui restent sont granulo-graisseux ou réduits à leur cylindre d'axe.

Dans la plus grande partie de la rétine, les éléments sont à peu près normaux, mais autour de la papille sur une coupe antéro-postérieure très-mince, on ne voit qu'une substance fibrillaire, offrant de distance en distance des noyaux allongés. Cette substance fibrillaire représente les tubes nerveux du nerf optique atrophiés, et rappelle assez bien le dernier degré de la dégénérescence vallérienne. Ici la substance médullaire a presque complétement disparu, il ne reste plus que les gaînes nerveuses et les cylindres-axes. Les renflements que l'on aperçoit sont probablement les restes de la myeline, qui n'est pas encore complétement résorbée. On trouve mélangés à ces éléments un grand nombre de faisceaux de tissu conjonctif. Sont-ce des éléments normaux de la sclérotique? Y a-t-il eu au contraire production anormale de tissu fibreux et compression du nerf optique? C'est une question à laquelle il est difficile de répondre et que je laisse en suspens.

Fig. 39. — *Méningite. — Abcès du cerveau par carie du Rocher. — Phlébite des sinus de la dure-mère.*

Ce garçon, âgé de onze ans, entré dans mon service le 27 janvier 1865, avait une otorrhée chronique datant de six mois, avec retour des boissons par l'oreille malade lorsqu'il a été pris de méningite aiguë.

A l'ophthalmoscope, je constatai un gonflement avec œdème de la papille et infiltration séreuse péripapillaire, une augmentation de nombre des vaisseaux rétiniens, et enfin des thromboses phlébo-rétiniennes.

A l'autopsie, je trouvai la carie du rocher, les lésions de la méningite basilaire purulente, un abcès du volume d'un œuf dans l'hémisphère droit, une phlébite des veines méningées et des sinus de la dure-mère y compris le sinus caverneux, mais pas une granulation tuberculeuse. Cette observation se trouve dans mon *Traité de diagnostic des maladies du système nerveux par l'ophthalmoscope*, page 157.

Fig. 40. — *Tubercules du cervelet avec méningite secondaire. — Névro-rétinite, hémorrhagies de la gaîne des vaisseaux. — Thrombose des veines rétiniennes.*

Cet enfant, amené dans mon service, est depuis trois jours dans un état convulsif complet avec mouvement rotatoire intermittent du côté gauche.

A l'ophthalmoscope, gonflement de la papille avec œdème péripapillaire; phlébectasie et thromboses des veines, hémorrhagies de la gaîne veineuse.

A l'autopsie, méningite suppurée avec hydrocéphalie aiguë ventriculaire, stase sanguine des veines méningées et des sinus de la dure-mère, puis deux tubercules dans le lobe droit du cervelet. Cette observation se trouve dans le *Traité de diagnostic des maladies du système nerveux*, page 149.

Les yeux offrent l'œdème péripapillaire, les thromboses rétiniennes formant comme de petites hémorrhagies le long des veines.

Fig. 41 et 42. — *Encéphalite cardiaque.* — *Névrite optique.*

Cette enfant, âgée de dix ans et demie, est entrée le 23 août 1867 dans le service de M. Bouchut et en est sortie le 3 janvier 1870. Elle est venue avec un rhumatisme articulaire aigu, compliqué d'endo-péricardite qui a guéri, mais la complication cardiaque est resté en produisant une hypertrophie ventriculaire avec insuffisance mitrale faisant entendre à la pointe et à la base en dehors du mamelon, un fort bruit de souffle rude, marquant le deuxième claquement valvulaire. Ce bruit s'entendait même dans le dos. Malgré cette lésion il n'y avait point de phénomènes généraux de maladie du cœur. Urines normales; fièvre lente; peau plutôt pâle que colorée.

L'enfant voit bien clair et cependant la papille du nerf optique, gonflée, est tellement rouge par l'injection capillaire qu'elle se distingue à peine de la rétine avoisinante; les vaisseaux veineux sont larges, clairs et sinueux, cachés dans l'hypérémie. Mais il n'y avait ni œdème, ni hémorrhagie rétinienne.

Fig. 43. — *Encéphalite cardiaque.* — *Cyanose congénitale, communication des ventricules et absence de l'artère pulmonaire.*

Cette enfant, âgée de trois ans, entrée le 11 novembre 1867 à la salle Sainte-Catherine, service de M. Bouchut, pour une cyanose cardiaque, colorant en bleu le visage, les lèvres, l'extrémité des doigts et des orteils, donnant lieu à de terribles accès de suffocation et offrant un souffle du premier et du deuxième temps sous le sternum et à droite de la poitrine. — C'est la *Maladie bleue.*

Les deux papilles sont normales dans leur contour, et très-fortement colorées. Les artères sont très-visibles. Les veines sont très-nombreuses, très-larges, très-foncées en couleur, extrêmement flexueuses, et sortent de la papille comme autant de serpents autour d'une tête de chimère. La choroïde est très-colorée et cyanosée. J'ai vu ces dispositions dans plusieurs cas de cyanose congénitale, par rétrécissement de l'artère pulmonaire ou par persistance du trou de Botal.

Fig. 44. — *Encéphalite chronique.* — *Demi-amaurose.* — *Diplopie sans strabisme.* — *Hydrophthalmie gauche.* — *Névro-rétinite double.* — *Granulations rétiniennes.* — *Mort.*

M..., âgé de trente-six ans, jamais de syphilis, de dartres, ni de rhumatisme, envoyé par le docteur Moutier, de Montargis, 6 août 1866; pas d'excès de vin, mais excès de tabac, malade sans aucune cause appréciable. Il y a quatre ans, douleurs de têtes vives pendant quatre jours, puis en écrivant une lettre, hémiplégie subite à *droite* avec aphasie entière pendant quelques heures. Cela disparut et il ne resta que des maux de tête.

Au bout de dix-huit mois, congestion cérébrale subite avec hémiplégie incomplète à *gauche*, anesthésie et embarras de la parole sans aphasie. Ces accidents durèrent cinq jours.

Depuis lors, faiblesse générale et apathie, intelligence paresseuse avec diminution de la mémoire, sensibilité larmoyante à la plus petite émotion, embarras de la parole, mastication difficile par demi-paralysie des muscles de la face, car le bol alimentaire se place entre la joue et les dents de telle sorte que le malade est obligé de se débarrasser avec la main.

Un peu de faiblesse à gauche sans paralysie, sans fourmillements, sans anesthésie.

Peu d'appétit, digestions régulières avec constipation, jamais de vomissements, pas de troubles dans l'émission des urines, ni dans les fonctions génitales, jamais de fièvre.

La vision est un peu troublée par du brouillard, il y a eu quelquefois de la diplopie passagère et le malade voit moins bien de l'œil gauche qui est un peu plus gros que l'autre, pupilles également dilatées.

A droite, la papille est voilée par une grande infiltration sanguine, les vaisseaux sont petits, flexueux, et assez nombreux, la choroïde est piquetée de granulations moléculaires blanchâtres, et il y a en bas deux granulations blanches juxtaposées, du volume d'un grain de millet.

A gauche, infiltration sanguine de la papille bien plus considérable, car elle est moins distincte, les vaisseaux sont plus nombreux, mais pas de granulations blanches.

Mort quelques mois après dans une nouvelle attaque d'apoplexie.

FIG. 45. — *Encéphalite chronique partielle. — Atrophie de l'hémisphère gauche du cerveau et des nerfs. — Hémiplégie droite. — Contracture. — Infiltration granuleuse de la papille.*

Marie A..., âgée de quatre ans, entrée à l'hôpital des Enfants malades, au n° 32 de la salle Sainte-Catherine, le 15 mars 1866, pour une hémiplégie datant de deux ans, et venue progressivement à la suite de convulsions passagères. Cette enfant a le côté droit du corps plus faible que l'autre; elle peut se tenir sur les jambes, mais ne peut marcher. Aucune insensibilité et aucun trouble des sens.

Les yeux, examinés à l'ophthalmoscope, présentent à droite une infiltration granuleuse de la papille qui en cache la moitié supérieure, et les vaisseaux veineux semblent interrompus. A gauche, il y a également un peu d'infiltration autour de la papille, mais les vaisseaux sont petits et sans interruption. Au-dessus, se trouve une petite granulation blanchâtre miliaire.

L'œil gauche ne présente qu'un peu d'infiltration papillaire.

L'état général est très-bon.

Un mois après son entrée, l'enfant a été pris de rougeole avec catarrhe pulmonaire qui a guéri, et dans la convalescence, il est survenu de l'impétigo cachectique sur le corps et à la vulve, ainsi que des contractures dans le membre supérieur droit.

La main droite est fléchie sur l'avant-bras, et les doigts présentent une déformation toute spéciale caractérisée par l'extension de la première phalange, le redressement de la seconde et la flexion de la phalangette.

Mort, le 24 avril.

Autopsie. — Le cerveau, enveloppé dans la dure-mère, paraît avoir ses hémisphères bien symétriques, mais dès qu'on a incisé la dure-mère, on constate que l'hémisphère gauche est plus petit que celui du côté droit. Il est moins long de sept centimètres, et la différence est comblée par un kyste séreux qui, étant placé au centre, entre les circonvolutions, les écarte par une profonde scissure qui descend jusque sur le corps calleux.

L'arachnoïde est transparente, opaline, et la pie-mère partout infiltrée de sérosité louche, surtout à la convexité de l'organe.

L'hémisphère gauche est divisé par une scissure en deux lobes couverts de circonvolutions à la surface desquels existe la substance grise. Cette scissure descend jusque sur le corps calleux, et dans son intervalle existe un amas de sérosité placé sous l'arachnoïde sans qu'il y ait d'échinocoques ni de cysticerques.

Le cerveau est atrophié dans son hémisphère gauche, mais durci dans l'acide chromique en proportion un peu trop forte, ses éléments anatomiques sont pour la plupart meconnaissables.

Le nerf optique gauche, depuis son origine jusqu'au chiasma, est moitié moins gros que celui du côté droit, et la différence persiste jusqu'à l'insertion dans l'œil.

Les autres nerfs, du côté gauche de l'encéphale, sont également atrophiés.

L'œil gauche est plus petit que le droit, et on constate que les vaisseaux de la rétine sont plus nombreux à la partie inférieure qu'à la partie supérieure. La papille est infiltrée en haut, et sur son bord existe une granulation grise blanchâtre, grosse comme une petite tête d'épingle, formée de granulations graisseuses.

Quant au nerf optique, l'étude microscopique a pu en être faite grâce à ce que son névrilème, qui est très-épais, a garanti la substance nerveuse, qui n'était que faiblement attaquée par le réactif.

J'ai pu constater avec Ordoñez qu'il existait, en effet, une atrophie du nerf optique. Le névrilème avait été le point de départ d'une prolifération de tissu conjonctif. Cette prolifération s'est opérée de la périphérie du névrilème vers le centre du nerf optique. Ainsi, tandis que vers la partie externe, on trouvait presque partout des noyaux embryoplastiques appartenant aux deux premières phases de l'évolution du tissu conjontif, dans les parties les plus profondes les faisceaux de fibrilles se trouvaient presque entièrement développés.

Cette hyperplasie s'est étendue entre les tubes nerveux et en a atrophié un assez grand nombre. Ils sont encore faciles à reconnaître. On sait, en effet, que cet élément anatomique ne disparaît pas d'emblée, mais par parties, de manière que les altérations successives par lesquelles passent les tubes nerveux, avant de s'atrophier complétement, peuvent être suivies assez facilement.

En examinant la rétine, avant de lui faire subir aucun changement par les liquides à conserver, on découvre les particularités suivantes :

1° La tache blanchâtre qui se trouvait au-dessus de la papille est totalement composée de granulations moléculaires graisseuses ;

2° En aucun point de cette tache on ne peut découvrir la moindre trace des éléments anatomiques qui entrent dans la composition des différentes couches de la rétine ;

3° Les capillaires sanguins, à ce niveau-là, ne contiennent pas la moindre trace de globules sanguins, et leurs parois sont parsemées de granulations athéromateuses ;

4° La choroïde est très-dépigmentée ;

5° Sur tous les autres points de la rétine on peut constater la présence des éléments qui la composent, même des bâtonnets, malgré le temps écoulé depuis la mort du sujet de cette observation.

Le corps calleux, le corps strié et la couche optique sont atrophiés ; celle-ci n'a que le tiers du volume de l'autre.

L'œil droit ne présente pas d'altération visible à l'œil nu.

PLANCHE VI

FIG. 46. — *Hydrocéphalie chronique; — œdème partiel péripapillaire; — dilatation des veines rétiniennes; — commencement d'atrophie papillaire.*

Ce garçon âgé de deux ans, venu à la consultation de l'hôpital, a été pris, il y a neuf mois, de convulsions, étant sur les genoux de sa mère. Ces convulsions se sont reproduites à chaque instant pendant six mois, puis sa tête a commencé à grossir. Elle est molle et mesure cinquante et un centimètres de circonférence, et la fontanelle antérieure a six centimètres. — Il n'a pas de strabisme, ni de nystagmus, il entend un peu, voit mal et ne peut saisir les objets qu'on lui offre.

A l'ophthalmoscope je constate à gauche une atrophie papillaire complète, et à droite une atrophie de la moitié de la papille, tandis que de l'autre, il y a un œdème péripapillaire avec dilatation des veines rétiniennes.

FIG. 47. — *Hydrocéphalie chronique; — gonflement de la papille; — congestion péripapillaire — augmentation des veines.*

Cette enfant, âgée de quatorze mois, venue à ma consultation de l'hôpital le 9 mai 1865, a la tête très-volumineuse (45 centimètres), le front fortement bombé et les fontanelles non réunies. Elle n'a ni strabisme, ni amaurose, ni paralysie.

A l'ophthalmoscope je trouve une forte dilatation des veines avec augmentation de nombre sur la papille qui est rouge et gonflée. De plus, il y a une infiltration séreuse péripapillaire très-considérable.

FIG. 48. — *Hydrocéphalie chronique ventriculaire; — atrophie et infiltration séreuse de la papille.*

Ce garçon, âgé de onze ans, entré le 10 juillet 1862, est mort, en avril 1865, dans mon service; il était affecté d'une énorme hydrocéphalie ventriculaire chronique. Sa tête avait cinquante-trois centimètres d'un conduit auditif à l'autre, quarante de la racine du nez à l'occiput et soixante-huit de circonférence.

Il avait du strabisme divergent et était presque idiot. A l'*ophthalmoscope* je constatai une atrophie incomplète de la papille en dedans, où se trouve quelques dépôts de pigment et un œdème partiel péripapillaire à gauche.

A l'autopsie, le cerveau était converti en une poche qui renfermait trois litres de sérosité limpide et incolore comme de l'eau. (Voir l'observation dans mon *Traité de diagnostic des maladies du système nerveux*, p. 288.)

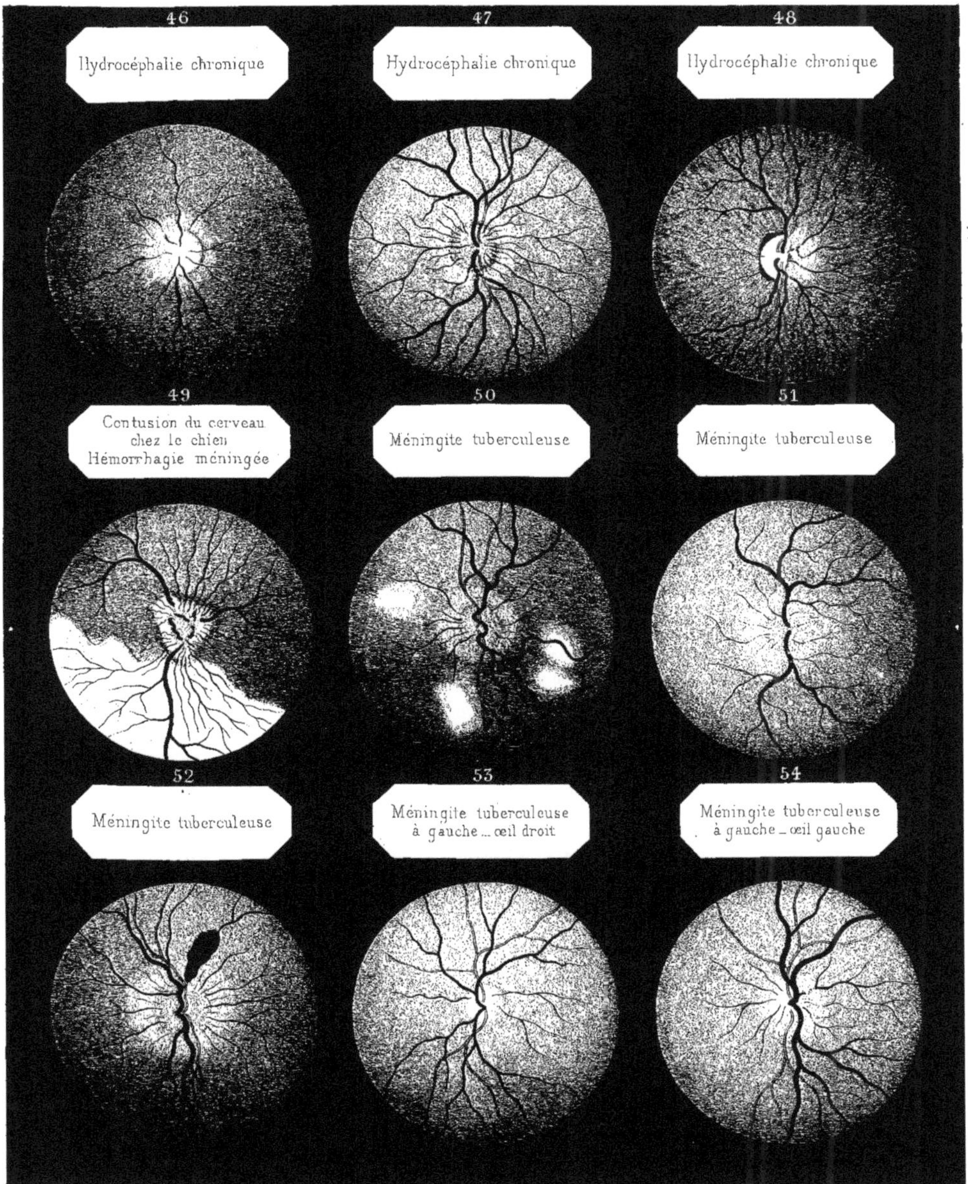

Dessiné par E. Bouchut. Imp. Becquet Paris. Lith. par Karmanski.

HYDROCÉPHALIE CHRONIQUE _ CONTUSION DU CERVEAU _ MÉNINGITE TUBERCULEUSE.

LIBRAIRIE J. B. BAILLIÈRE & FILS À PARIS.

Dans les yeux, il y avait à droite atrophie complète du nerf optique et de la rétine qui n'avait plus aucun vaisseau apparent. Le nerf était libre dans sa gaîne comme un bâton dans une manche d'habit. A gauche on trouve le dépôt de pigment et l'atrophie d'un côté de la papille, tandis que l'autre est infiltré de sérosité.

FIG. 49. — *Névro-rétinite par méningo-encéphalite du chien observée en 1864.*

Cette figure représente le fond de l'œil d'un chien mis en expérience dans le but de reproduire chez les animaux les lésions papillaires et rétiniennes que les maladies aiguës du cerveau engendrent au fond de l'œil chez l'homme.

J'ai fait beaucoup d'expériences sur les chiens et sur les lapins. Elles sont consignées dans mon *Traité de diagnostic de maladies du système nerveux par l'ophthalmoscope*, à la page 464, et précèdent l'étude de l'œil du mouton atteint de *tournis*.

Voici l'une de ces expériences relative à une contusion du cerveau avec hémorrhagie méningée. Le chien fut examiné avant de recevoir sur le pariétal droit le coup de marteau qui devait l'étourdir, le paralyser et le rendre insensible.

On y voyait la papille triangulaire, les veines peu dilatées, et en bas une partie verdâtre brillante normale qui est le *tapis* de la choroïde.

Une heure après le coup on vit la papille droite se troubler, les contours s'effacer et les veines doubler de volume en même temps que se dessinaient une foule de petits capillaires. La lésion s'accusa les jours suivants bien que l'animal ait repris connaissance, mais il restait paralysé du train de derrière, surtout de la patte gauche. Rien dans l'œil gauche.

Au bout de huit jours il fut sacrifié par section du bulbe et je trouvai une hémorrhagie méningée. L'œil droit examiné présente seul une lésion des veines, et il n'y a rien dans l'œil gauche.

FIG. 50. — *Méningite tuberculeuse. — Névro-rétinite. — Tubercules de la choroïde.*

Cette fille, âgée de trois mois, apportée dans mon service de l'hôpital Sainte-Eugénie le 28 juin 1862, n'y a passé que quelques jours pendant lesquels j'ai pu l'examiner avec Desmarres. Puis elle a été emmenée par sa mère et est allée mourir chez elle.

Pendant son séjour à l'hôpital, j'ai pu constater la rougeur et le gonflement du nerf optique avec l'œdème péripapillaire, puis la dilatation excessive des veines rétiniennes. Sur le fond choroïdien j'ai pu constater l'existence de quatre grosses plaques, blanches au milieu, rosées sur les bords et entourées d'une teinte opaline œdémateuse. L'une de ces plaques, située sous une veine rétinienne, était par cela même au-dessous de la rétine. Nous avons pensé que c'étaient là des *tubercules de la choroïde*, fait important qui précède de plusieurs années la publication de cas analogues par d'autres observateurs.

FIG. 51. — *Méningite tuberculeuse. — Tubercules de la choroïde et tuberculose générale.*

Cette enfant, âgée de sept ans, est entrée le 31 octobre 1869 à la salle Sainte-Catherine, service de M. Bouchut, pour une méningite tuberculeuse.

A l'ophthalmoscope, les deux yeux présentent une papille gonflée, rouge, diffuse, à contours voilés, une énorme dilatation des veines qui sont peu colorées, flexueuses, et à gauche une thrombose veineuse évidente. A droite et à gauche existent de nombreuses granulations blanchâtres, arrondies, dont l'une est en arrière d'une petite veine rétinienne.

A l'autopsie, faible infiltration purulente de la pie-mère à la convexité des hémisphères et à la base du cerveau, mais non pas dans les scissures sylviennes. Çà et là existent des granulations miliaires tuberculeuses, hydrocéphalie ventriculaire et ramollissement de la voûte à trois piliers. Pas de tubercules dans le cerveau. Le cervelet renferme un noyau d'apoplexie capillaire sans tubercule.

Les plèvres, les poumons, les ganglions bronchiques, le foie et la rate sont criblés de tubercules.

Dans l'œil droit un grand nombre de granulations tuberculeuses de la choroïde, visibles à travers la rétine, et elles sont pour la plupart entourées d'une zone d'hypérémie appréciable après ablation de la rétine. Les veines sont assez apparentes, flexueuses à colonne sanguine interrompue, et l'une d'elles renferme un caillot. Dans l'œil gauche, il y a également quelques granulations tuberculeuses. Ces granulations présentent au microscope la structure indiquée précédemment. Le nerf optique offre une prolifération des éléments conjonctifs interposés entre ces tubes nerveux.

Fig. 52. — *Méningite tuberculeuse latente ; — tubercules du cervelet sans symptômes ; — névrite optique ; — hémorrhagie rétinienne, œdème péripapillaire.*

Cet enfant, âgé de deux ans, est entré le 24 février 1865 dans le service de M. Bouchut pour une diarrhée datant de quatre jours, accompagnée de cris continuels, sans vomissements, sans soupirs, sans strabisme, sans grincement de dents, sans photophobie, ni paralysie, ni convulsions. Au bout de six jours il a eu quelques petits mouvements convulsifs et il a succombé.

A l'ophthalmoscope on trouve dans l'*œil gauche*, vers la partie inférieure et externe de la papille, une infiltration séreuse étendue, et de grosses veines flexueuses remplies de thromboses, tandis qu'à côté, se voient de plus petites veines perméables. Le long d'une veine se trouve une grosse hémorrhagie.

Dans l'*œil droit*, congestion papillaire et infiltration séreuse masquant les contours de la papille. — Veines nombreuses très-dilatées, remplies çà et là de thromboses évidentes. Au sixième jour, cet enfant est pris de convulsions faibles et succombe.

A l'*autopsie*, thrombose des sinus de la dure-mère. La pie-mère est très-rouge, infiltrée de sérosité purulente sur quelques points de la convexité des hémisphères le long des vaisseaux ainsi que dans la scissure de Sylvius. Elle est criblée de granulations miliaires, et les ventricules latéraux sont remplis de sérosité.

Dans l'hémisphère droit du cervelet un tubercule cru jaune verdâtre, dur, gros comme une noisette, au milieu de substance nerveuse normale.

Les yeux ne renferment pas de tubercules. Le nerf optique présente une prolifération du tissu conjonctif situé entre les tubes nerveux. On trouve dans la rétine les thromboses veineuses observées pendant la vie, plus dans l'œil gauche une grosse hémorrhagie très-visible à l'œil nu et placée le long d'une veine. Cette pièce a été présentée à la Société de biologie.

Les poumons, la rate, le péritoine et les intestins sont remplis de granulations tuberculeuses.

FIG. 53 et 54. — *Méningite de l'hémisphère gauche chez une tuberculeuse. Névrite optique et dilatation des veines à gauche. Rien à droite.*

Cette enfant, âgée de quatre ans, est entrée le 26 juin 1869 à la salle Sainte-Catherine (service de M. Bouchut) pour une méningite caractérisée par des maux de tête, des vomissements, de la constipation, des cris aigus, de la somnolence, des rougeurs du visage, de l'intermittence et du ralentissement du pouls.

Chose exceptionnelle, elle avait eu une convulsion dix jours avant le début des accidents.

A l'ophthalmoscope, rien d'évident dans l'œil droit, mais dans l'œil gauche, papille distincte et veines flexueuses noires, larges trois fois plus que celles du côté opposé, qui me font diagnostiquer une méningite de l'hémisphère gauche.

A l'*autopsie*, thrombose fibrineuse du sinus longitudinal supérieur, ayant forme globuleuse, s'étendant au sinus transverse et s'irradiant dans les veines méningées. Infiltration purulente de la pie-mère à la base du cerveau et dans les scissures de Sylvius du côté gauche sans granulations tuberculeuses. La pie-mère de l'hémisphère droit et la scissure de Sylvius à droite ne présentent pas la moindre trace d'inflammation ni de pus. Le cerveau ne présente rien d'anormal. Les poumons renferment quelques tubercules et les plèvres sont criblées de granulations.

PLANCHE VII

FIG. 55. — *Méningite chronique. — Névro-rétinite avec hémorrhagies rétiniennes, et plaques blanches de la rétine.*

Cette fille, âgée de sept ans, entrée le 8 septembre 1863 dans mon service d'hôpital, y est morte le 23 décembre suivant, mais par suite d'opposition de la famille il n'y a pas eu d'autopsie.

Elle a eu quelques symptômes de méningite aiguë il y a trois mois, et elle ne s'est jamais complétement rétablie. Il lui est resté une hémiplégie incomplète à gauche avec mydriase et amaurose incomplète. Elle vomit souvent, est toujours constipée, mais conserve de l'appétit. — Pas d'albuminurie.

A l'ophthalmoscope, je trouve la papille entièrement effacée, à peine distincte sous le voile rosé transparent qui la couvre. On ne voit pas d'artères. Les veines sont très-fines, flexueuses, interrompues en apparence, offrant des hémorrhagies sur leur trajet. Il y a en outre, de petites hémorrhagies miliaires sur la rétine à une petite distance des veines. Çà et là sur cette membrane se trouvent des plaques blanches que l'on peut considérer comme graisseuses. Dans la macula existent des plaques blanches de même nature, avec dépôt de pigment. Tout le fond de l'œil est le siége d'une teinte rosée opaline comme œdémateuse, mais l'autopsie n'ayant pas été faite, je ne puis me prononcer sur la nature de ces lésions.

FIG. 56. — *Méningite tuberculeuse. — Tubercules de la choroïde. — Névro-rétinite.*

Cette enfant, agée de trois ans, entrée le 22 mai 1872 au n° 35 de la salle Ste-Catherine (Hôpital des enfants malades, service de M. Bouchut), est morte le 27 mai d'une méningite tuberculeuse.

Elle a été prise de vomissements, de constipation avec rareté des urines, d'assoupissement sans délire. Depuis deux jours elle pousse des cris aigus intermittents, surtout la nuit, et on l'amène à l'hôpital.

Pâle, amaigrie, décharnée, elle pleure et crie dès qu'on la touche. Elle a de la somnolence, de l'hyperesthésie générale, pousse de temps à autre des cris aigus, fait des soupirs, a la respiration suspirieuse intermittente, et le pouls inégal, irrégulier, intermittent 96. Temp. A. 38°,9.

Sa langue est blanche, plus de vomissements; constipation persistante.

23 *mai*. Même état. Pouls régulier 84. Température axillaire 38° le matin, 38°,5 le soir.

A l'ophthalmoscope, la papille de l'œil droit est rougeâtre, gonflée, gris bleuâtre sur les bords, et ses contours sont indécis et confus. Les veines sont flexueuses, très-dilatées, remplies de thromboses. Du côté interne, sur la choroïde, petites granulations miliaires blanchâtres brillantes, groupées autour d'une veine rétinienne, peu distinctes et à bords diffus, mais un peu au-dessus il y a une granulation plus volumineuse, parfaitement distincte au centre et confuse à la circonférence.

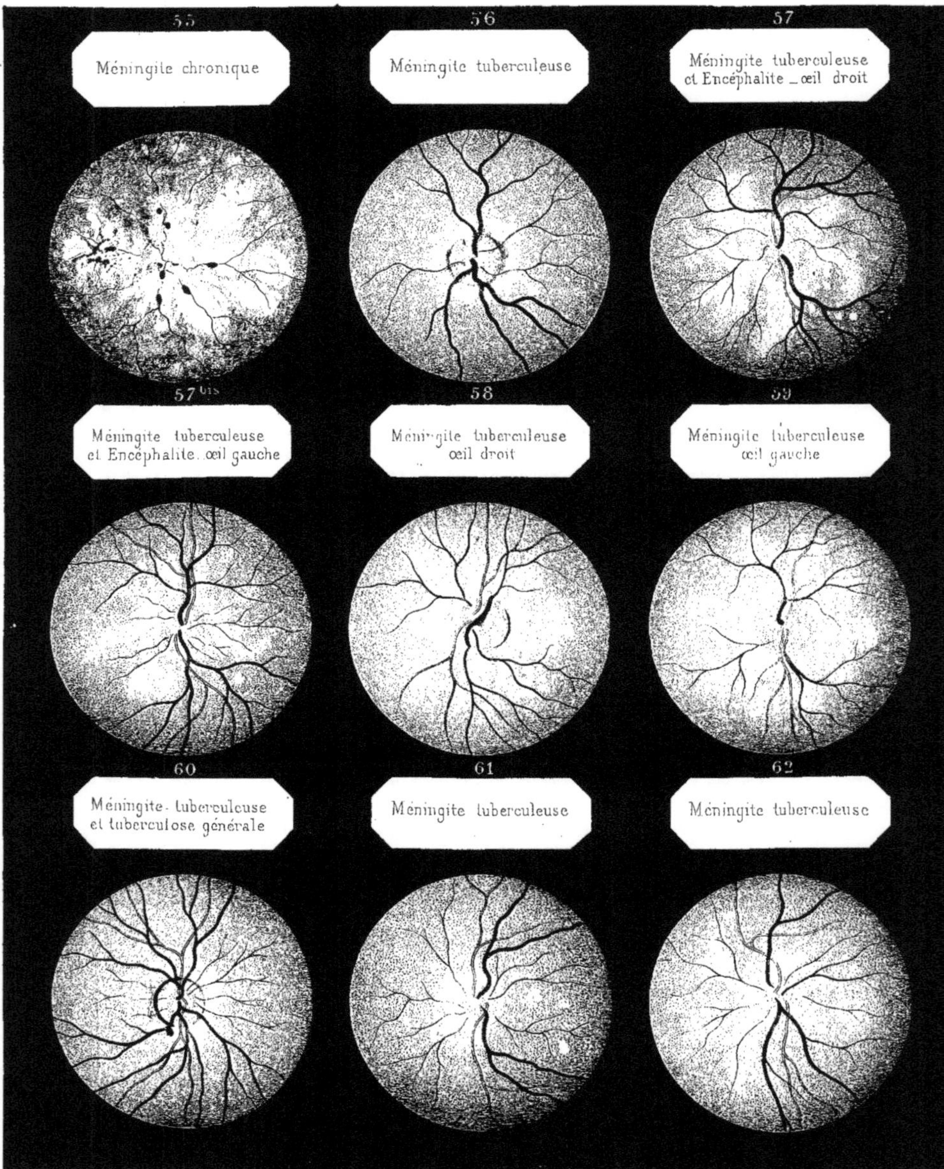

Dessiné par E. Bouchut. Imp. Becquet, Paris. Lith. par Karmanski.

MÉNINGITE CHRONIQUE _ MÉNINGITES TUBERCULEUSES.

LIBRAIRIE J.-B. BAILLIÈRE & FILS À PARIS

Dans l'œil gauche, névro-rétinite moins accusée que dans l'œil droit. Veines dilatées avec thromboses intérieures.

27 *mai*. L'enfant est dans un coma profond avec révolution complète des membres. Sa température s'élève à 38°,5, et elle succombe le soir à 7 heures.

A l'*autopsie*, 38 *heures après la mort*, la dure-mère est tendue à tel point qu'on a de la peine à l'inciser. Les circonvolutions sont aplaties, presque complétement effacées; les anfractuosités ne sont plus marquées que par les vaisseaux veineux qui les parcourent. — La pulpe cérébrale est ramollie, diffluente, infiltrée de sérosité.— Les ventricules renferment un liquide séreux en moindre quantité qu'on le pourrait croire. — La moelle est saine. — La pie-mère est infiltrée de sérosité opaline, et dans le fond de la fente de Bichat on trouve des granulations assez clair-semées, grises, demi-transparentes, qui existent également à la surface des méninges des hémisphères. Le poumon est criblé de tubercules dans tout son parenchyme.

Abdomen. — On trouve des granulations dans la capsule du foie, de la rate. — Stase rénale fortement marquée, capsules facilement énucléables.

Yeux. — *Œil droit :* veines rétiniennes très-apparentes, névro-rétinite indubitable; tache jaune saillante et très-accusée. — Tubercules dans la choroïde siégeant à quelques millimètres au-dessus de la papille; petite hémorrhagie rétinienne à la partie externe qui n'a pas été vue pendant la vie.

Œil gauche. — Lésions bien moins marquées, veines encore apparentes, paraissant s'arrêter brusquement au niveau de la zone péripapillaire. Au centre de la papille les vaisseaux reparaissent, il semble même qu'il y ait un peu d'infiltration sanguine dans la gaîne périvasculaire.

Examiné au microscope, le nerf optique présente une infiltration considérable de tissu conjonctif située entre les tubes nerveux. — Il existe une atrophie des cellules pigmentaires de la choroïde et cette membrane présente des granulations blanchâtres de même nature que celles dont il a été question aux pages 25 et 26 du texte.

FIG. 57. — *Méningo-encéphalite tuberculeuse. — Névrite optique et tubercules de la choroïde.*

Cette enfant, agée de onze ans, est entrée dans mon service le 22 juillet 1872 pour une méningite tuberculeuse, et elle est morte le 3 août.

Cette enfant, malade depuis quatre jours, avait présenté des vomissements, de la constipation, de la céphalalgie, de la somnolence et des irrégularités du pouls avec ralentissement des pulsations.

A son entrée je constate les mêmes symptômes, plus des soupirs et des grincements de dents avec des bouffées de rougeur au visage.

En l'examinant à l'ophthalmoscope je trouve dans les deux yeux, mais surtout à droite, la papille du nerf optique gonflée, rouge diffuse, presque invisible et entourée d'un exsudat rétinien grisâtre qui s'étend assez loin sur la rétine en formant des demi-teintes grisâtres. — Les veines rétiniennes sont énormément dilatées, avec stases sanguines; les artères peu visibles et la choroïde est criblée de granulations miliaires, blanchâtres, saillantes, à bords distincts ou dégradés, et l'une d'elles sous une petite veinule rétinienne.

L'enfant mourut dans le coma avec de la contracture des extrémités et une hémiplégie incomplète.

A l'autopsie, je trouvai une tuberculose viscérale, et dans le cerveau une méningo-encéphalite de la convexité, avec hydrocéphalie ventriculaire et des granulations tuberculeuses de la pie-mère, disséminées à la surface des hémisphères ou dans la scissure de Sylvius.

Dans les yeux, l'autopsie révéla l'altération ordinaire du nerf optique — c'est-à-dire l'état granuleux des tubes nerveux et le gonflement avec prolifération de la substance conjonctive interposée. Dans la choroïde, il y avait de l'atrophie de la couche pigmentaire, dont les cellules étaient dépigmentées, granuleuses. Enfin on y trouvait une masse de granulations blanchâtres, saillantes, composées de granulations moléculaires, de cellules embryonnaires granuleuses ou graisseuses, et tout autour des cellules pigmentaires remplies de granulations moléculaires et de graisse.

Fig. 57 *bis* et 58. — *Méningite tuberculeuse.* — *Tubercules de la choroïde.* — *Névrite optique.*

Cette enfant, agée de huit ans, est entrée le 16 avril 1869 à la salle Ste-Catherine (service de M. Bouchut) pour une méningite tuberculeuse.

A l'ophthalmoscope je trouve à l'œil gauche, au-dessous de la papille, plusieurs granulations tuberculeuses miliaires, blanchâtres, arrondies, entourées d'une zone sanguine qui caractérise le diagnostic.—La papille est gonflée, aplatie, fortement hypérémiée, principalement sur le bord externe qui est voilé. Les veines rétiniennes sont très-dilatées, variqueuses, et dans la branche supérieure au niveau du nerf il existe une thrombose qui s'étend a 3 millimètres du contour papillaire, puis la veine paraît plus mince.— Dans le rameau inférieur la veine est mince, puis renflée par une thrombose qui s'étend de quelques millimètres. — Artères peu visibles.

Dans l'œil droit, même lésion du nerf, des veines et des artères. — Plusieurs tubercules de la choroïde disséminés dans le fond de l'œil.

A l'*autopsie*, infiltration sanguine de la pie-mère à la convexité du cerveau et dans les scissures sylviennes, tandis qu'à la base, dans l'espace interpédonculaire, sur la protubérance, et à la partie supérieure du cervelet, cette infiltration est verdâtre, épaisse et purulente. — Quelques granulations tuberculeuses à la convexité des hémisphères, mais il n'y en a pas dans les scissures.
Le cerveau est aplati, comprimé au centre par l'épanchement séreux des ventricules dont les parois sont crémeuses, ramollies. — Il ne renferme pas de tubercule.

Les veines de la dure-mère sont énormément distendues par du sang noir et des caillots.

Les poumons, le foie, la rate, les reins et les séreuses renferment des milliers de granulations tuberculeuses.

Dans les yeux, thromboses des veines rétiniennes, gonflement et exsudat des papilles qui sont diffuses, plusieurs granulations de la choroïde vues pendant la vie et offrant les caractères histologiques habituels. — Atrophie de la couche pigmentaire de la choroïde. — Infiltration de tissu cellulaire dans le nerf optique autour des tubes nerveux altérés.

Fig. 60. — *Méningite granuleuse.* — *Hémorrhagie rétinienne.* — *Névro-rétinite.*

Cette enfant a été prise, il y a 15 jours, de fièvre avec grand mal de tête, et elle a vomi à plusieurs reprises. Elle n'a pas eu de délire la nuit, pas de saignements de nez, pas de sifflements d'oreilles; elle va assez régulièrement à la selle; l'appétit est à peu près nul; soif vive; toux fréquente.

État actuel. — Peau chaude et sèche; face assez colorée, air un peu abattu. L'enfant se plaint de souffrir de la tête et au devant du cou. Langue un peu blanche, humide, large, un peu tremblante à la pointe; rien dans la gorge. — Rien dans la poitrine, sinon respiration un peu saccadée. — Rien au cœur. — Ventre un peu ballonné, souple, douloureux partout; pas de taches, pas de gargouillement dans la fosse iliaque. — T.A. 39°,2.

3 mai. T. 39°,6. — Délire cette nuit. 1 selle normale. Céphalalgie plus vive. Facies contracté; dilatation des veines superficielles du cou et des tempes.

Prescription : 1 sangsue derrière chaque oreille.

Soir. T. 39°,7. — Même état. Pas de vomissement; pas de selle. L'enfant n'a presque rien pris,

4 mai. — Amélioration notable le matin. Le soir, la céphalalgie est redevenue violente; l'enfant, couchée en chien de fusil, redoute qu'on la remue; elle n'a rien voulu prendre aujourd'hui. Pas de selle. Ventre un peu douloureux, souple, non ballonné. — Intelligence nette; parole claire et facile; pas de surdité. T. 39°,6.

5 mai. — T. 39°,2. — Pas de délire cette nuit. Un vomissement alimentaire ce matin. Pas de garderobe depuis son entrée. Huile de ricin 10 gr. *Soir*, T. 39°,4.

7 mai. — T. 38°,5. — Même état de somnolence. Pas encore de selle, malgré l'huile de ricin; un lavement huileux donné hier soir a été rendu seul. L'enfant est toujours somnolente, couchée sur le côté, la tête dans les mains le plus souvent, redoutant le bruit et la lumière. Même turgescence des veines du cou et de la tête.

Prescription : Huile de ricin 15 grammes. Julep avec 1 gramme de brômure de potassium.

4 selles diarrhéiques dans la journée et la nuit du 7 au 8. — 6 selles diarrhéiques dans la nuit du 8 au 9, pendant laquelle l'enfant est très-agitée.

Le même état se maintient à peu de chose près jusqu'au 13 mai dans la soirée : l'enfant souffre toujours de la tête, affecte le même décubitus latéral: prend extrêmement peu de chose, si ce n'est des boissons, qu'elle demande à chaque instant; elle est de plus en plus maussade ; pas de nouveau vomissement; 1 selle le 12 seulement.

Dans la soirée du 13, jusqu à 9 heures, elle a été très-agitée, défaisant son lit, irritable à l'excès; elle n'a pas eu de mouvements convulsifs.

Le 14 au matin, nous la trouvons dans le décubitus dorsal, les yeux fermés, paraissant n'avoir plus aucune connaissance. J'examine ses yeux avec le reflecteur et l'enfant ne réagit pas contre l'examen ophthalmoscopique. — Cette examen fait constater dans l'œil gauche, tout près de la papille et à sa partie inférieure, une petite hémorrhagie rétinienne, à contours assez nets, située sur l'un des côtés d'une veine rétinienne. De plus, la papille est rouge, gonflée, diffuse, avec exsudat rétinien péripapillaire et un petit cercle de pigment de son côté interne.

La mort arrive le 14 mai, à 7 heures du matin, sans qu'il se soit produit aucun phénomène nouveau.

Autopsie le 15 *mai* 1873. — *Cavité thoracique*. — Quelques adhérences pleurales molles à la partie externe du poumon droit, Poumon gauche libre d'adhérences. Adhérences interlobaires, filamenteuses, peu résistantes.

Granulations grises demi-transparentes disséminées à la surface des deux poumons.

Poumon gauche. — Pneumonie occupant la moitié environ du lobe inférieur; peu de granulations à ce niveau. Dans le reste de l'organe, tubercules jaunes, encore fermes; quelques-uns sont réunis en petits groupes, surtout au sommet.

Poumon droit. — Tubercules plus nombreux et plus avancés. Pneumonie peu étendue à la partie inférieure et postérieure du lobe supérieur. Petites excavations à la partie externe du poumon, correspondant aux adhérences pleurales. Un gros noyau caséeux existe en haut du lobe inférieur; il n'est pas encore en voie de ramollissement. Noyaux assez volumineux de pneumonie dans les lobes moyen et inférieur ; tubercules relativement peu nombreux dans ces points. — Ganglions bronchiques volumineux, caséeux à divers degrés.

Abdomen. — Tubercules jaunes de la face concave du diaphragme, faisant adhérer cette région du muscle au foie et à la rate.

Foie assez volumineux, débordant de deux travers de doigt le rebord costal, presque exsangue, présentant quelques tubercules à sa surface.

Rate. — Petites granulations demi-transparentes à sa surface. Un seul tubercule jaune à l'intérieur

Reins. — Assez fortement vascularisés à leur surface, fermes. Quelques rares tubercules jaunes, durs, disséminés dans le parenchyme des deux organes ; aucun à la surface. Mésentère parsemé de granulations demi-transparentes. Ces granulations deviennent très-petites et très-abondantes à mesure qu'on considère des parties du péritoine plus voisines du petit bassin ; il n'en existe ni sur les intestins, qui sont assez vivement injectés à leur surface muqueuse, ni sur les organes génitaux ; ni sur le grand épiploon.

Péricarde contenant une petite quantité de liquide citrin.

Cœur. — Petit caillot fibrineux décoloré, intriqué dans les cordages tendineux de la valvule mistrale, et se prolongeant, dans l'oreillette correspondante et dans l'aorte, avec des caillots moitié cruoriques, moitié fibrineux. — Lésion d'endocardite sur la valvule mitrale, non-seulement à son bord libre, mais en quelques points, dans toute sa hauteur. Valvules sigmoïdes aortiques épaissies et indurées, surtout à leur base, et restant béantes. — Caillots volumineux, presque exclusivement cruoriques, dans les cavités droites, avec prolongement dans l'artère pulmonaire. — Endocardite légère du bord libre de la valvule tricuspide. Léger épaissement du bord adhérent des sigmoïdes pulmonaires.

Encéphale. Très-mou. Issue d'une grande quantité de sérosité légèrement jaunâtre au moment où l'on détache l'encéphale de la base du crâne.

Epaississement jaunâtre de la pie-mère, sans pus, en plusieurs points de la convexité du cerveau, dans des intervalles de circonvolutions, et aussi au niveau de la partie inférieure du chiasma et au niveau du vermis supérieur. On ne trouve qu'un très-petit nombre de granulations tuberculeuses sur la pie-mère. Les petits vaisseaux de cette membrane sont fortement injectés, et ses grosses veines sont remplies de caillots noirâtres mous.

Les sinus sont remplis de caillots de même nature, non adhérents aux parois. Dans le sinus longitudinal supérieur existe un caillot fibrineux rougeâtre, qu'on en extrait par une légère traction. Le sinus latéral gauche, au niveau de son coude à la partie externe du rocher, est presque complètement oblitéré par un caillot résistant, mi-partie cruorique, mi-partie fibrineux, long de 2 cent. 1/2 à 3 centimètres, se continuant par ses deux extrémités avec des caillots noirâtres et mous ; pas plus que les autres ce caillot n'adhère aux parois du sinus, qui ont conservé leur coloration et leur poli.

Une masse jaunâtre, grenue, du volume d'un gros pois, rattache la base du cerveau à la dure-mère au niveau de l'origine du nerf olfactif droit. — Les couches superficielles correspondantes du cerveau présentent un petit foyer d'apoplexie miliaire entouré d'une zone de ramollissement jaune. Une lésion analogue existe dans la substance cérébrale voisine de la partie interne de la scissure de Sylvius gauche.

Les ventricules sont considérablement dilatés par de la sérosité, et les parties centrales du cerveau sont le siége d'un ramollissement blanc, ainsi qu'une grande partie des hémisphères.

FIG. 61. — *Méningite tuberculeuse ; — Névro-rétinite et tubercules de la choroïde*

Cet enfant, agé de quinze ans, me fût présenté en 1868 par le docteur Robinet pour des maladies dont la nature était encore indéterminée.

Il était malade depuis 8 jours, était triste et sans appétit, avec un peu de fièvre sans irrégularité du pouls, puis il avait vomi. Cependant il était levé, habillé, et je le trouvai jouant avec des images. — Robinet soupçonnait un début de méningite. C'était aussi mon opinion, mais je n'eusse osé la soutenir. — Je fis alors l'examen ophthalmoscopique, et ayant constaté une névro-rétinite caractérisée par le gonflement œdémateux de la papille, par l'exsudat rétinien partiel, par la dilatation des veines rétiniennes avec tubercules de la choroïde, je pus affirmer l'existence d'une méningite tuberculeuse,

La suite me donna raison ; des symptômes plus graves apparurent, et au bout de 15 jours l'enfant succombait aux suites de cette méningite tuberculeuse. — Pas d'autopsie.

FIG. 62. — *Méningite tuberculeuse. — Névrite-optique.*

Cette enfant, agée de cinq ans, est entrée le 29 juin 1868 à la salle Ste-Catherine (service de M. Bouchut) pour une méningite tuberculeuse.

A l'ophthalmoscope il y avait une hypérémie du nerf optique avec œdème du coté externe qui en masque le contour, tandis que du côté opposé le bord est plus distinct et a un reflet blanchâtre brillant atrophique. D'un côté de l'exsudat il y a une agglomération de petites taches blanchâtres confuses, ne ressemblant pas aux tubercules de la choroide et ayant l'apparence des granulations granulo-graisseuses de la rétine. Les veines sont nombreuses, dilatées, avec des stases sanguines nombreuses. — La choroïde offre un pointillé fin blanc, qui annonce l'atrophie de la couche pigmentaire choroïdienne.

Cette enfant ayant été emmenée mourante de l'hôpital, il n'y a pas eu d'autopsie.

PLANCHE VIII

FIG. 63. — *Méningite tuberculeuse.* — *Névro-rétinite et tubercules de la choroïde.*

Cette enfant, âgée de cinq ans, est entrée en 1868 dans le service de M. Bouchut, pour une méningite tuberculeuse.

Elle était malade depuis huit jours, et on l'avait apportée ayant une somnolence continuelle, poussant des soupirs, ayant le ventre aplati, le pouls irrégulier, ralenti, et de temps à autre des rougeurs du visage. Puis elle eut du prolapsus de la paupière supérieure gauche, du strabisme et des convulsions générales avec contracture dans le côté gauche du corps. Elle mourut.

A l'ophthalmoscope, j'avais constaté une double névro-rétinite caractérisée par la rougeur, le gonflement de la papille, l'œdème péripapillaire, la dilatation et la thrombose des veines rétiniennes, enfin sept tubercules de la choroïde.

A l'*autopsie*, nous trouvâmes une méningite de la convexité des hémisphères avec thrombose des sinus de la dure-mère et des veines méningées, quelques granulations tuberculeuses de la pie-mère le long des vaisseaux, une hydrocéphalie aiguë ventriculaire, avec ramollissement crémeux des parois, enfin une tuberculose générale miliaire des poumons, des glandes bronchiques, du foie et de la rate.

Les yeux, examinés au microscope, présentèrent une sclérose aiguë du nerf optique, dont les tubes granuleux étaient comprimés par le tissu conjonctif de nouvelle formation, et dans la choroïde sept granulations blanchâtres miliaires de nature tuberculeuse.

FIG. 64. — *Tuberculose.* — *Méningo-encéphalite.* — *Névro-rétinite avec œdème péripapillaire.*

Cette enfant, âgée de quatre ans, est entrée le 28 mars 1873 et morte le 10 avril, pour un état de dépérissement sans maladie prononcée.

Elle ne vomit pas et n'a pas de diarrhée, mais elle mange à peine. Elle ne tousse pas. Elle est triste, abattue et somnolente, pas de fièvre. T. 37° avec P. 92.

A l'ophthalmoscope, l'œil droit offre un œdème de la papille, qui est entourée d'un petit cercle de pigment n'ayant aucune importance; elle est gonflée, grisâtre et plate, avec exsudat blanchâtre à l'entour; des veines dilatées avec stases sanguines existent sur la rétine et les artères sont peu visibles.

Dans l'œil gauche, mêmes lésions beaucoup moins avancées.

L'enfant mourut dans le coma.

A l'*autopsie*, sinus de la dure-mère et veines méningées gorgés de sang; circonvolutions aplaties par l'épanchement séreux intra-ventriculaire, qui s'échappe par un gros jet limpide à travers le plancher du troisième ventricule, lorsqu'on enlève le cerveau.

Pie-mère partout congestionnée, infiltrée de pus à la base, sur le chiasma, et dans les scissures,

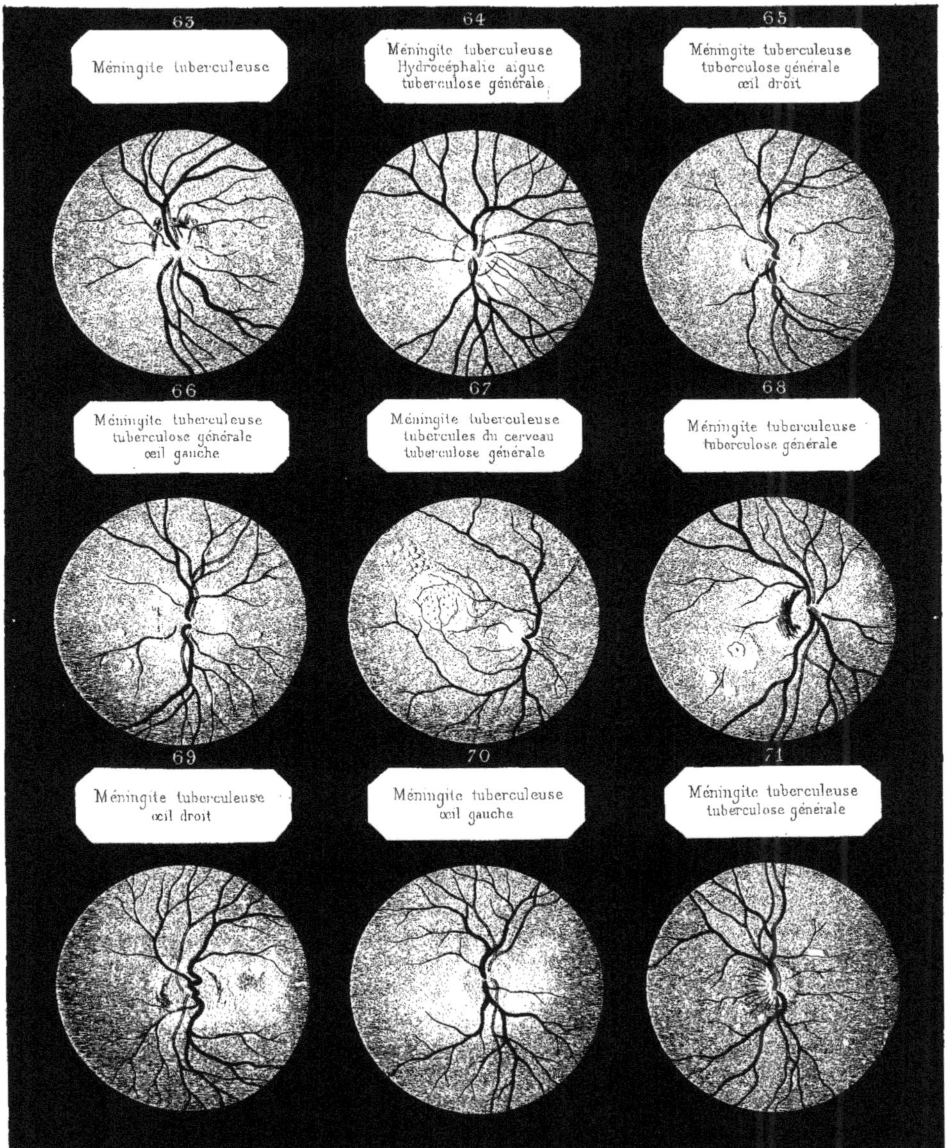

Dessiné par E. Bouchut. Imp. Becquet, Paris. Lith. par Karmanski.

MÉNINGITES TUBERCULEUSES _ TUBERCULOSE GÉNÉRALE _ TUBERCULES DU CERVEAU.

LIBRAIRIE J.B. BAILLIÈRE & FILS À PARIS.

surtout à gauche. Elle est parsemée de quelques granulations tuberculeuses à la convexité des hémisphères et dans la profondeur des scissures de Sylvius. Nulle part il n'y a de gros tubercules.

Le cerveau adhère à la pie-mère, et à gauche sa substance corticale est ramollie. De ce côté, dans le lobe moyen, près de la scissure, les veines sont oblitérées, et il y a au voisinage un petit ramollissement avec piqueté rouge entouré d'un ramollissement blanc jaunâtre clair, couleur gomme-gutte, qui s'étend à 4 et 5 centimètres. De ce côté aussi la couche optique offre un point de ramollissement, avec piqueté rouge peu étendu.

Granulations tuberculeuses rares des poumons, du foie, de la rate, mais extrêmement nombreuses de l'intestin, du péritoine et du mésentère ; — ganglions mésentériques très-tuberculeux.

Les yeux ne présentent rien de visible à l'œil nu ; mais au microscope le nerf optique jusqu'au chiasma et à la bandelette est altéré. — Il renferme une quantité de tissu conjonctif fibrillaire et à noyaux, qui comprime les éléments nerveux devenus granuleux. La rétine ne présente pas de lésion appréciable et la choroïde offre une atrophie de la couche pigmentaire tout autour de la papille.

Fig. 65-66. — *Œil droit et gauche d'une méningite tuberculeuse avec tuberculose générale. — Névro-rétinite. — Tubercules de la choroïde.*

Cette enfant, âgée de cinq ans, est entrée le 19 janvier 1873 à la salle Sainte-Catherine, pour une méningite tuberculeuse avec tuberculose générale, et est morte le 29 du même mois.

A l'ophthalmoscope, les deux papilles, gonflées, rougeâtres, semblent aplaties, et leur contour est à peine apparent ; à droite, existe un exsudat péripapillaire grisâtre, qu'on ne retrouve pas à gauche. Les artères sont fines, peu visibles, et les veines nombreuses, largement dilatées, remplies de caillots. Dans la choroïde, des deux côtés, un grand nombre de granulations blanches, tuberculeuses, arrondies, très-nettes ou dégradées sur les bords, et quelques-unes placées sous un vaisseau rétinien.

A l'*autopsie*, infiltration purulente de la pie-mère, plus marquée à la base, sur le chiasma des nerfs optiques. Nombreuses granulations miliaires tuberculeuses disséminées partout. Trois petits tubercules durs, jaunes, sans injection périphérique dans les couches superficielles du cervelet.

Poumons indurés et criblés de granulations grises, de quelques tubercules jaunes, durs et avec des cavernules au sommet,

Les reins, le foie et la rate présentent de nombreuses granulations dans leur épaisseur et leur surface.

Dans les yeux, papille œdématiée, gonflée, peu distincte ; caillots dans les veines de la rétine, et un grand nombre de granulations tuberculeuses de la choroïde.

Ces granulations étaient formées d'un amas d'éléments globuleux sphériques graisseux, plus gros vers la périphérie du tubercule, où ils se mêlaient à des cellules de la choroïde altérées.

Fig. 67. — *Méningite tuberculeuse et tuberculose. — Névro-rétinite. — Tubercules de la choroïde.*

Cette enfant, âgée de quatre ans, est entrée le 21 janvier 1873 à la salle Sainte-Catherine (service de M. Bouchut), pour une méningite tuberculeuse avec tuberculose générale, et est morte le 29 janvier.

A l'ophthalmoscope, je constate dans l'œil gauche, en dehors de la papille, une tache blanche grisâtre qui remplit tout le champ papillaire dilaté et qui n'est autre qu'un énorme tubercule de la choroïde. Cette tache a des dimensions triples de celles de la papille. Sa surface paraît inégale et chagrinée, comme pointillée. Elle est entourée de petits vaisseaux qui viennent mourir sur ses bords. Un peu au-dessus d'elle, on aperçoit un groupe de petites granulations blanchâtres fines, plus éclatantes et très-rapprochées les unes des autres.

Le nerf optique est un peu aplati, voilé à la moitié de son contour par une coloration rougeâtre. Les artères sont invisibles et les veines nombreuses et largement dilatées.

A l'*autopsie*, œdème purulent sous-arachnoïdien, généralisé avec hydrocéphalie ventriculaire considérable.

Les poumons adhérents sont farcis de granulations et de tubercules crus et ramollis, formant des cavernes.

Les intestins adhérents par la péritonite chronique tuberculeuse, sont criblés de tubercules.

Les ganglions mésentériques, le foie, la rate, les reins, les ganglions bronchiques, sont remplis de matière tuberculeuse à tous les degrés d'évolution.

L'œil gauche ouvert permet de voir la plaque blanchâtre saillante, granuleuse, observée pendant la vie, ainsi que le groupe de granulations blanches placé tout auprès.

Les petites granulations offrent au microscope la texture des granulations tuberculeuses, et dans la grosse plaque ce sont, au centre, des éléments sphériques infiltrés de granulations graisseuses, et à la circonférence des éléments semblables, plus gros, également altérés et placés au milieu de cellules choroïdiennes dépigmentées ou remplies de granulations graisseuses.

Les nerfs optiques sont le siége d'une prolifération conjonctive qui étouffe les éléments nerveux, qui sont criblés de granulations fines.

Fig. 68. — *Méningite tuberculeuse. — Tubercule de la choroïde avec tuberculose générale.*

Étinger (Marie), âgée de trois ans, entrée le 12 avril 1870 à la salle Sainte-Catherine, morte le 9 mai (service de M. Bouchut).

Cette enfant a la fièvre, ne mange pas et tousse depuis un mois; depuis quinze jours elle vomit souvent et a presque constamment de la diarrhée. Elle est dans un état de pâleur, de tristesse et d'abattement considérable. Son pouls est fréquent, régulier. Elle ne tousse pas très-souvent, fait quelques soupirs, et l'auscultation révèle quelques râles sous-crépitants dans les deux poumons en arrière.

Ses papilles sont un peu rouges, nettes, les vaisseaux nombreux, peu dilatés, et dans l'œil gauche, en dedans du nerf optique, on trouve une tache blanche, irrégulière, qui a le volume de la papille, et au centre de laquelle on voit un petit point noirâtre entouré d'un petit cercle brun, irrégulier. Les choses restèrent dans le même état pendant trois semaines, puis l'enfant eut une convulsion de quelques heures, qui cessa sans laisser de paralysie. Alors la papille devint confuse, en restant rouge, les veines restèrent gonflées, plus apparentes, les vésicules plus nombreuses, et l'enfant s'est éteinte sans coma, paralysie, ni convulsions.

Opposition fut faite à l'autopsie, mais on put cependant avoir les yeux, qui permirent de constater dans l'œil gauche l'œdème de la papille, dans la choroïde, au point déterminé pendant la vie, un gros tubercule de 3 millimètres de diamètre, formant une saillie assez grande avec une petite dépression centrale. Il n'y avait rien dans l'œil droit.

Fig. 69 et 70. — *Œil droit et gauche d'une méningite tuberculeuse et névro-rétinite optique avec tuberculose générale.*

Cet enfant, âgé de quatre ans, est entré à la salle Sainte-Catherine (service de M. Bouchut) le 22 septembre 1872, pour une méningite tuberculeuse ayant amené la mort le 27.

A l'ophthalmoscope, les deux papilles semblent aplaties, rosées, diffuses sur les bords, surtout en bas. Là, elles sont voilées par un exsudat grisâtre qui efface leur contour et du côté droit s'étend assez loin sur la rétine. Les artères sont visibles, mais les veines sont larges, très-dilatées, et remplies de thromboses à droite.

A l'*autopsie*, sinus de la dure-mère et veines méningées gorgées de sang, infiltration purulente de la pie-mère à la convexité et dans les scissures de Sylvius, où l'on trouve le long des vaisseaux un grand nombre de granulations tuberculeuses ; épanchement des ventricules latéraux; pas de tubercules dans le cerveau.

Une injection colorée faite par le tronc basilaire passe dans toutes les artères du cerveau.

Une injection de gélatine colorée passe dans les ramifications intra-oculaires.

Dans les veines de l'œil droit des thromboses, qui n'existent pas à droite.

Poumons adhérents et criblés de granulations fines miliaires, qu'on trouve aussi dans les ganglions bronchiques, mais non dans le foie, la rate et les reins.

La rétine, examinée au microscope, présente autour de la papille un épaississement notable. Les éléments, surtout les cellules nerveuses, sont remplies de granulations moléculaires foncées, mais leur forme n'est pas altérée. Dans les veines rétiniennes se trouvent quelques caillots, et dans la choroïde il y a une dépigmentation partielle de la couche cellulaire, dont les cellules sont plus claires en certains endroits et criblées de granulations moléculaires.

Fig. 71. — *Tubercules de la choroïde. — Tuberculose générale et méningite tuberculeuse.*

Émilie B..., âgée de quatorze ans, entrée le 16 février 1869 au n° 14 de la salle Sainte-Catherine, à l'hôpital des Enfants malades, pour une méningite tuberculeuse.

A ce moment, l'ophthalmoscope révèle une hypérémie partielle de la papille droite, voilant tout le côté externe, un trouble des humeurs de l'œil, un peu de dilatation des veines avec quelques stases sanguines.

A la partie inférieure de la papille (image renversée), sous une veine, une petite granulation blanche tuberculeuse de la choroïde, et il y en a plusieurs autres semblables à la partie supérieure, le long des vaisseaux.

Autopsie. Trente-huit heures après la mort, par un temps assez froid de 4°.

Cerveau. Le cerveau paraît distendu par du liquide et comprimé par la voûte du crâne. Ses circonvolutions sont aplaties et ses ventricules énormément dilatées, notamment le ventricule gauche, dont les parois sont ramollies et réduites à l'état crémeux. Les plexus choroïdes sont rouges et renferment un petit kyste transparent jaunâtre, du volume d'un grain de chènevis. Partout la substance cérébrale a perdu sa consistance et adhère aux membranes d'enveloppe plus que cela ne doit être.

La pie-mère, très-rouge, est infiltrée de sérosité jaunâtre, opaline, purulente de la convexité au niveau des anfractuosités. Elle n'est pas plus altérée dans les scissures, mais à la base, dans l'hexa-

cérébral, elle est fortement infiltrée de pus opaque jaune verdâtre, cachant le chiasma des nerfs optiques. Il en est de même sur la protubérance et à la partie supérieure du cervelet. Dans les scissures, elle n'est qu'épaissie, à peine infiltrée de pus, et faiblement granuleuse, par quelques modules miliaires de tubercules gris, demi-transparents, ayant le volume de pointe d'épingle.

Les veines et capillaires de la scissure qu'on voit sous l'arachnoïde sont très-dilatées, variqueuses et flexueuses, contournées de la façon la plus rare et la mieux caractérisée. Les veines méningées sont distendues par le sang et par des caillots, ainsi que les sinus de la dure-mère, où se trouvent des caillots décolorés, durs et adhérents, surtout dans le longitudinal supérieur.

Les rétines, épaissies au niveau de la papille, cachent les contours du nerf optique; leurs veines sont nombreuses, distendues, et le sang, interrompu par places, y forme çà et là des thromboses.

La choroïde présente une plaque isolée d'atrophie de la couche pigmentaire large de 4 millimètres, visible à travers la rétine, et traversée par une veine rétinienne. Du côté gauche, elle présente trois granulations tuberculeuses grisâtres, fines et saillantes, entourées d'une zone rouge d'arborisation capillaire, tandis qu'à droite il y en a un plus grand nombre.

Ces granulations, colorées avec le carmin, se présentent sous le microscope comme le résultat d'une accumulation de petits éléments conjonctifs jeunes, entourées d'une zone de prolifération semblable qui donne au pourtour une teinte plus colorée et plus foncée qu'au centre, où la couleur est claire.

Les poumons sont farcis de milliards de granulations fines, grises, demi-transparentes ou jaune opaque, étalées et pressées les unes contre les autres dans un tissu alvéolaire sain, à peine congestionné.

Les plèvres sont couvertes de granulations semblables qui correspondent aux modules tuberculeux du poumon. Ce sont de fines granulations grisâtres de pleurite sèche, qu'on enlève aisément par le raclage.

Le foie est très-volumineux, gras, et ne présente pas de granulations.

Les reins sont remplis de granulations tuberculeuses, ainsi que la rate, mais il n'y en a pas dans l'intestin.

PL. IX.

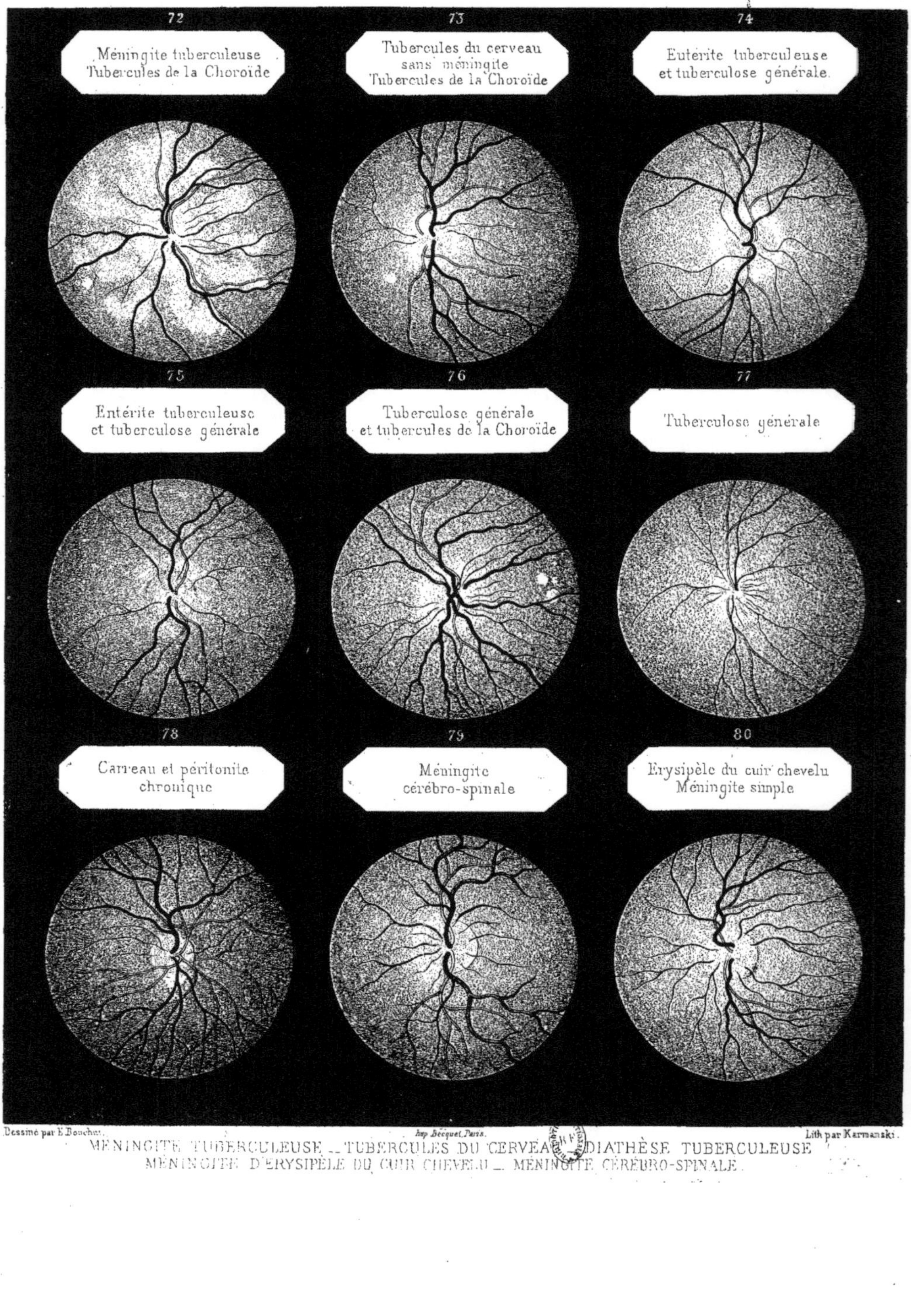

Dessiné par E. Bouchut. — Imp. Becquet, Paris. — Lith par Karmanski.

MÉNINGITE TUBERCULEUSE _ TUBERCULES DU CERVEAU _ DIATHÈSE TUBERCULEUSE
MÉNINGITE D'ERYSIPÈLE DU CUIR CHEVELU _ MÉNINGITE CÉRÉBRO-SPINALE.

PLANCHE IX

FIG. 72. — *Méningite tuberculeuse.* — *Névrite optique et tubercules de la choroïde.* — *Lombrics.*

Louise Magerusse, trois ans, entrée le 19 avril 1870 à la salle Sainte-Catherine (service de M. Bouchut). Le 13 avril, cette enfant est prise de vomissements, qui se répètent le 14, le 15 et le 16. Dans cet intervalle, elle rend un lombric par la bouche. Le 16, elle en rend un autre par l'anus. Depuis le 17 elle se plaint beaucoup du ventre. Elle crie jour et nuit. Elle n'a d'ailleurs ni diarrhée, ni constipation. Elle ne tousse pas.

Le pouls est irrégulier, inégal, intermittent, fréquent (136 pulsations le soir). Les papilles ne sont pas dilatées.

Le 24, je constate à l'ophthalmoscope, un léger œdème du contour des papilles qui a disparu sous un nuage grisâtre demi-transparent; les artères restent visibles et les veines sont un peu gonflées, sombres, flexueuses, surtout à droite. Quatre tubercules de la choroïde à droite, un à gauche (celui-ci au-dessus et à droite de la papille).

Moins d'agitation; stupeur. Cris quand on examine l'enfant, 120 pulsations (le matin), un peu d'irrégularité du pouls.

Le 28, même état des yeux. Un des tubercules de la choroïde est gros, très-blanc au centre, et paraît faire une saillie assez forte; les trois autres sont plutôt des taches décolorées, rose pâle, que des noyaux blancs saillants.

Les symptômes se sont aggravés progressivement. Il s'y est joint du coma, de petits mouvements convulsifs des épaules et des bras, sans paralysie, et elle a succombé le 1er mai.

A l'*autopsie*, on trouve les méninges de la base verdâtres, épaissies par une exsudation purulente, qui existe également, mais très-faible, à la convexité, au niveau de quelques circonvolutions et à la scissure de Sylvius. Là on constate de petites granulations grises, miliaires, tuberculeuses.

Dans le cerveau et dans le cervelet se trouvent une trentaine de petits tubercules crus, jaune verdâtre, du volume d'un grain de chènevis, les uns encore durs et les autres tout à fait ramollis comme de petits abcès; autour, la substance est intacte. Ces tubercules se trouvent à la fois dans la substance grise et dans la substance blanche.

Les poumons sont congestionnés et remplis par des milliers de granulations grises demi-transparentes. On en trouve également dans le foie, où elles sont peu nombreuses, dans les reins et dans la rate.

L'examen des yeux montre, après avoir enlevé la rétine, plusieurs granulations tuberculeuses de la choroïde qui, sous le microscope, sont constituées au centre par des cellules granulo-graisseuses agglomérées et à la circonférence par des cellules conjonctives de récente formation. Tout autour de la granulation, les cellules pigmentaires de la choroïde sont atrophiées. Le nerf optique offre une prolifération de tissu conjonctif interposé entre les tubes nerveux et comprimant ces parties. Les tubes nerveux eux-mêmes sont méconnaissables, granuleux et recouverts de fibrilles de tissu conjonctif.

FIG. 73. — *Encéphalite par tubercules du cerveau sans méningite. — Névro-rétinite. — Tubercules de la choroïde.*

Cette enfant, âgée de six ans, est entrée dans mon service le 30 décembre 1872, pour une affection cérébrale, d'un diagnostic incertain, caractérisée par la somnolence, les soupirs, les irrégularités du pouls et de la constipation sans vomissements.

A l'ophthalmoscope, je trouve une double névro-rétinite avec rougeur et gonflement de la papille, diffusion des contours papillaires cachés par l'œdème, puis une granulation tuberculeuse de la choroïde, paraissant avoir le volume d'une petite tête d'épingle et offrant un relief assez prononcé.

A l'*autopsie*, on ne trouve aucune trace de méningite, ni de granulations de la pie-mère. Il y a seulement dans les hémisphères plusieurs tubercules crus, durs, verdâtres, entourés d'une petite zone de substance cérébrale rosée, ramollie, et variant du volume d'un pois à celui d'une noisette. Les uns sont situés dans la profondeur des circonvolutions, à la limite de la substance grise et blanche, et un autre, le plus gros, dans l'épaisseur de la couche optique.

Dans les yeux, la papille du nerf optique est gonflée, peu distincte, et, après avoir enlevé la rétine avec précaution, on trouve dans la choroïde, en partie dépigmentée, la granulation tuberculeuse signalée pendant la vie. Ce petit nodule, vu au microscope, est formé de granulations moléculaires et de cellules granulo-graisseuses entourées de cellules pigmentaires altérées de la choroïde. Le nerf optique offre une notable prolifération de tissu conjonctif écartant et comprimant les tubes nerveux qui sont légèrement granuleux.

FIG. 74. — *Entérite tuberculeuse et tuberculose. — Névro-rétinite.*

Cette enfant, âgée de six ans, est entrée dans mon service le 28 janvier 1873, pour un état de cachexie tuberculeuse, avec entérite chronique et phthisie pulmonaire.

Bien qu'elle n'ait pas de troubles visuels, je crus devoir l'examiner à l'ophthalmoscope pour voir si elle n'aurait pas de tubercules dans la choroïde comme elle en avait dans les poumons et dans les intestins. Il n'y en avait pas, mais le nerf optique offrait l'altération qu'il présente dans les cas de ce genre. Il était atteint de névro-rétinite caractérisée par le gonflement et la rougeur de la papille, dont les contours se trouvaient voilés par une légère exsudation grisâtre transparente.

FIG. 75. — *Entérite tuberculeuse et phthisie pulmonaire. — Névro-rétinite cachectique.*

H..., âgée de douze ans, entrée le 13 janvier 1873 dans mon service, pour une entérite tuberculeuse et une bronchite suspecte qui l'ont réduite à un grand état de marasme.

Elle voit bien clair, mais dans les deux yeux examinés à l'ophthalmoscope, on voit que les papilles sont gonflées, rouges, diffuses et entourées par une exsudation grise un peu noirâtre, qui en cache les bords. Les artères et les veines ne présentent rien de particulier.

A l'*autopsie*, tuberculose générale des poumons, du foie, des reins et des ganglions bronchiques et abdominaux ; entérite ulcéreuse et tuberculeuse. Au microscope, dans les yeux, les nerfs optiques offrent une prolifération conjonctive qui comprime les tubes nerveux, et ceux-ci sont le siége d'une infiltration granuleuse considérable.

FIG. 76. — *Méningo-encéphalite tuberculeuse.* — *Carie du rocher.* — *Tuberculose générale et tubercules de la choroïde avec névrite optique.*

Augustine Dhérissart, âgée de quatre ans, entrée le 2 décembre 1867 à la salle Sainte-Catherine (service de M. Bouchut), morte le 22 décembre, après avoir présenté les symptômes d'une méningite consécutive à une ancienne otite par carie du rocher.

A l'ophthalmoscope, il existe un gonflement hypérémique de la papille, avec infiltration grisâtre à la circonférence, qui est ainsi rendue peu distincte. Les veines principales sont très-dilatées, et dans leur intervalle il y en a un grand nombre de plus petites. Au côté externe de la papille, à un centimètre, plusieurs granulations tuberculeuses miliaires, petites, blanches, brillantes et saillantes, nettes à leur pourtour, et il y en a une sur laquelle passe un vaisseau rétinien,

A l'*autopsie*, on trouve à la partie postérieure de l'hémisphère droit, dans la substance blanche, un petit noyau de ramollissement rouge. La pie-mère est fort injectée, sans infiltration purulente, et offre quelques granulations miliaires tuberculeuses, larges de 2 à 3 millimètres.

Les poumons, le foie, la rate, le péritoine et les intestins sont criblés de granulations tuberculeuses.

Les deux yeux présentent des granulations tuberculeuses de la choroïde dont voici l'histologie.

A droite, il y a un groupe de sept granulations tuberculeuses comprenant toute l'épaisseur de la choroïde et adhérant à la rétine.

De ces granulations, la plus volumineuse mesurait un millimètre et demi, les autres variaient à peu près entre un millimètre et un demi-millimètre.

Examinées au microscope, ces granulations tuberculeuses étaient constituées par une grande quantité de granulations moléculaires graisseuses, parmi lesquelles flottaient des corpuscules à forme irrégulière, anguleuse en général, de volume variable, réfractant la lumière à la manière des corps gras regardés au microscope.

Il y avait, en outre, des granulations moléculaires grises très-petites, solubles dans l'acide acétique, et enfin quelques petits cristaux de phosphate ammoniaco-magnésien.

A mesure qu'on examinait les parties périphériques de ces granulations tuberculeuses, il était facile de s'assurer que les corpuscules anguleux et irréguliers dont je viens de parler n'étaient autre chose que des cellules polygonales de la couche interne de la choroïde à l'état de dégénérescence graisseuse ou de régression graisseuse, comme on l'appelle aujourd'hui, quoique l'expression est mauvaise.

En effet, vers la partie périphérique des granulations, on trouvait les cellules pigmentaires à tous les degrés possibles d'altération ou dégénérescence graisseuse, et on pouvait suivre pas à pas les différentes transformations subies par ces éléments anatomiques, jusqu'à constituer ce qu'on appelle le corpuscule tuberculeux.

L'étude de cette pièce confirme une fois de plus l'opinion : que le tubercule jaune, partout où il se trouve, chez l'homme ou les animaux, est un produit de dégénérescence graisseuse.

Fig. 77. — *Tuberculose générale. — Méningo-encéphalite latente. — Névrite optique.*

Louise Serpette, âgée de quatorze ans, entrée le 25 septembre 1868 à la salle Sainte-Catherine (service de M. Bouchut), sortie le 21 février 1869.

Cette enfant, maigre et cachectique, a souvent des douleurs de tête avec vomissements, affaiblissement progressif de la vision, myopie progressive, quelquefois diplopie, bourdonnements d'oreilles, fourmillements dans les membres, contracture passagère des doigts, quelques pertes de connaissance sans convulsions, douleurs vives du ventre et diarrhée, toux fréquente et râles sibilants dans les deux poumons. Tel fut son état lors de l'entrée à l'hôpital.

A l'ophthalmoscope, les papilles semblent aplaties, pâles, mal limitées, avec beaucoup de capillaires de nouvelle formation. Les veines sont très-minces, cachées au niveau de la papille par une infiltration grisâtre très-transparente, et les artères, filiformes, sont peu visibles.

Cet état a duré des mois. Il y a eu un moment d'amélioration par le régime de la viande crue, puis les accidents ont reparu, et l'enfant, sortie de l'hôpital, y revint le 31 mai, pour sortir de nouveau sans que je sache ce qu'elle est devenue.

Fig. 78. — *Tubercules du mésentère. — Péritonite consécutive chronique. — Névrite optique.*

Cette enfant, âgée de onze ans, vient à l'hôpital, dans ma salle, le 27 novembre 1872, pour une maladie ayant les apparences d'une péritonite chronique, dans un paroxysme aigu et en rapport avec une tumeur sous-ombilicale ayant le volume d'un œuf.

Les accidents se dissipèrent peu à peu, et l'enfant sortit avec un gros ventre peu douloureux, renfermant encore la tumeur mésentérique.

Pendant toute la durée de son séjour, on put, avec l'ophthalmoscope, voir chez elle les deux papilles gonflées, rouges, aplaties, très-vasculaires; mais dans l'œil droit, outre des taches normales de pigment autour de la papille, il y avait une petite granulation blanche et saillante, située sous la papille et dont la nature n'est pas connue. Pas de troubles visuels.

Fig. 79.— *Méningite cérébro-spinale.— Forme apoplectique. — Hypérémie de la papille.— Varices et flexuosités des veines de la rétine. — Thromboses phlébo-rétiniennes. — Mort.*

Marie Chauffourt, âgée de quatorze ans, entrée le 23 mars 1869 au n° 2 de la salle Sainte-Catherine (hôpital des Enfants malades).

Cette enfant a souvent mal à la tête, mais elle n'a jamais fait de maladie grave. Hier, 22 mars, partie dans un bon état de santé à son apprentissage, elle a eu plusieurs vomissements peu après son arrivée, des douleurs plus vives de la tête, et une perte de connaissance qui a duré plusieurs heures. Une fois rentrée chez elle, elle resta dans un grand état d'agitation et de délire, se plaignant vivement de la tête, répondant à toute question, mais ne reconnaissant pas autour d'elle.

Elle voit peu distinctement et conserve toute sa sensibilité; sa langue est blanche, saburrale. Elle ne vomit plus et ne va pas à la garderobe depuis deux jours.

L'enfant est très-agitée, présente un peu de renversement de la tête en arrière, se courbe en tous sens, et a, dans les muscles du rachis et des membres, des soubresauts et un tremblement fibrillaire presque permanent, avec hypéresthésie générale. Le pouls est très-petit, serré, régulier et fréquent (120). Température, 38°,5. La résonnance de la poitrine est bonne, et la respiration se fait partout sans râler. Saignée de 150 grammes.

24 mars. — L'émission sanguine a produit un moment de calme, mais l'agitation est revenue dans la soirée, et ce matin, l'enfant est dans le même état qu'hier.

25 mars. — L'enfant se plaint toujours très-vivement de la tête et pousse des plaintes continuelles. Pas de vomissements, pas de garderobe. Tout le corps est douloureux, hyperesthésié; il y a un peu de strabisme et de diplopie. Soupirs fréquents, sans grincement de dents. Peau chaude, température, 39°,2.

Examinés à l'ophthalmoscope, les yeux présentent une forte hypérémie des veines rétiniennes, qui sont très-dilatées, flexueuses, noirâtres, variqueuses et remplies de thromboses noires évidentes. Il y a en même temps un peu d'hypérémie papillaire, la papille est rouge au centre, elle est cependant distincte à son côté interne, mais son bord externe est très-confus et caché par l'infiltration œdémateuse.

Pouls un peu inégal, irrégulier, sans intermittence (101).

L'enfant tousse un peu, présente une bonne résonnance du thorax, et dans l'aisselle du côté gauche, un peu de râle sous-crépitant.

26 mars. — Hier, l'enfant a eu encore une petite saignée, qui a produit un apaisement considérable; mais, deux heures après, la respiration s'est embarrassée, il y a eu de l'étouffement, de la cyanose. Le pouls, d'abord à 120, est tombé à 100, 60, 20, 10, et l'enfant a succombé dans une espèce d'état asphyxique.

Autopsie. Trente-six heures après la mort.

Les méninges sont fortement hypérémiées et les veines méningées distendues par le sang, ainsi que les sinus de la dure-mère.

La pie-mère, très-rouge d'arborisations capillaires, adhère fortement à la substance grise et en retient une partie lorsqu'on l'en sépare. Çà et là, sur la convexité des hémisphères, elle renferme une petite quantité de pus épais, jaunâtre, placé le long des vaisseaux.

Les scissures de Sylvius ne renferment rien de particulier.

A la base du cerveau, la pie-mère est rouge, adhérente aux nerfs optiques, mais au chiasma et dans l'hexagone cérébral, il n'y a pas de pus. C'est en arrière de ce point, au niveau de la protubérance, que se trouve une couche épaisse de pus verdâtre, infiltré dans cette membrane vasculaire, car l'arachnoïde reste dans son état normal. Ce pus s'étend un peu sur les côtés de la pie-mère du cervelet, et il descend sur la moelle allongée et sur la moelle épinière jusqu'en bas du rachis. Là, le pus est de plus en plus épais, et il couvre tout le tissu de la moelle au-dessous de l'arachnoïde spinale. On dirait qu'il y a une couche de beurre pâle, assez épaisse, étendue sur le tissu de la moelle.

Nulle part il n'y a de granulation tuberculeuse.

Le cerveau est le siége d'une hypérémie assez considérable, plus marquée dans la substance grise que partout ailleurs. Cette substance a l'aspect rosé demi-transparent de l'agate rose pâle. Le tissu est un peu mou sans ramollissement réel. Ses ventricules latéraux sont à peine dilatés et ne renferment qu'un peu de sérosité claire.

Nulle part il n'y a de tubercules. La moelle est hypérémiée, assez ferme, et, comme il a été dit plus haut, ses méninges sont couvertes de pus.

Le cœur est rempli de caillots récents noirs, en partie décolorés, et ceux du ventricule gauche se prolongent jusque dans l'aorte.

Le poumon gauche est partout adhérent aux côtes, mais ces adhérences sont récentes et faciles à rompre. Son tissu est rouge noirâtre, spumeux, mou, crépitant, et il est le siége d'une congestion considérable. Il ne renferme aucune granulation. A la base, la congestion est lobulaire, très-forte et disséminée.

Le poumon droit est souple, pâle en avant; il crépite partout et ne présente qu'une forte congestion dans les parties déclives des lobes supérieurs et inférieurs.

Le foie est volumineux, très-rouge, fortement congestionné.

La rate, de volume normal, semble être le siége d'une hypertrophie de sa trame fibreuse, qui est blanchâtre, épaisse, renfermant dans ses alvéoles la bouillie splénique.

Les reins sont volumineux, gorgés de sang d'un noir cyanosé, et l'hypérémie est telle, que la substance corticale et la substance tubuleuse sont de la même teinte brune violacée noirâtre.

Nulle part il n'y a de tubercules.

FIG. 80. — *Méningite par érysipèle du cuir chevelu. — Névrite optique.*

Cette enfant, âgée de onze ans, venue dans mon service en 1868, pour un érysipèle de la face et du cuir chevelu, avait un violent délire, et je craignais le développement d'une complication de méningite.

L'ophthalmoscope vint confirmer ces prévisions, car il montra dans les deux yeux la présence d'une hypérémie considérable des vaisseaux rétiniens et papillaires. De plus, le nerf optique était gonflé, diffus, rougeâtre, et la papille, avec des contours indécis, semblait aplatie au lieu d'avoir l'apparence hémisphérique, qu'elle offre habituellement. — L'enfant a guéri.

ATLAS D'OPHTHALMOSCOPIE MÉDICALE ET DE CÉRÉBROSCOPIE.

PL. X.

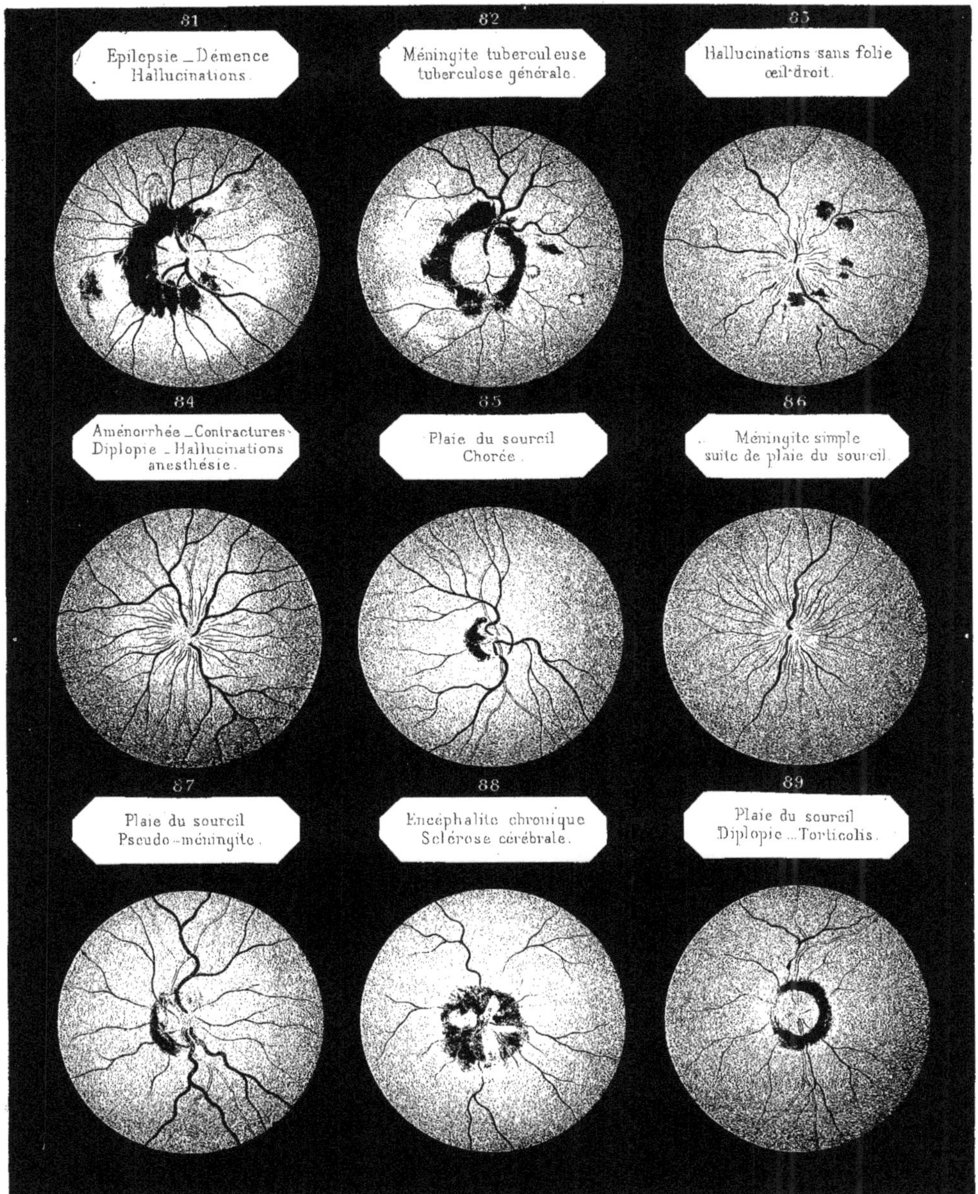

Dessiné par E. Bouchut. Imp. Becquet, Paris. Lith. par Karmanski.

HALLUCINATIONS _ ÉPILEPSIE _ MÉNINGITE TUBERCULEUSE _ PLAIES DU SOURCIL _ SCLÉROSE CÉRÉBRALE.

LIBRAIRIE J. B. BAILLIÈRE & FILS À PARIS.

PLANCHE X

Fig. 81. — *Epilepsie. — Démence et hallucinations symptomatiques d'une lésion cérébrale. — Névro-rétinite.*

Cette enfant, agée de neuf ans, entrée dans mon service le 9 juin 1872, est depuis longtemps épileptique et elle offre un état de démence bien caractérisé. — Elle est méchante, veut battre ses compagnes et de temps à autre elle a des hallucinations bien caractérisées.

A l'ophthalmoscope, elle présente : à gauche, une névrite optique simple, et à droite une névro-rétinite figurée ici, et caractérisée par un exsudat rétinien, partiel, grisâtre, situé en dehors de la papille qui est diffuse, rouge, gonflée et sans son relief ordinaire. Il y a en outre un cercle de pigment très-caractérisé qui n'a rien de pathologique.

Fig. 82. — *Méningite tuberculeuse et tuberculose générale. — Double névrite optique et tubercules de la choroïde.*

Larsenneur, agée de trois ans, entrée dans mon service de l'hôpital des Enfants le 17 octobre 1873, pour un état maladif peu déterminé datant de huit jours.

L'enfant avait moins d'appétit et était triste. Elle avait vomi et allait tous les jours à la garderobe. Son pouls était un peu ralenti et intermittent. — Elle passa trois jours dans cet état, puis reprit de la gaieté et se mit à jouer dans son lit. — On la crut guérie.

Quelques jours après elle tomba dans la somnolence et ne disait plus rien. — Pas de vomissements, selles quotidiennes. — Aucune plainte et pas de cris. — Pouls intermittent ralenti (68), pas de strabisme, de convulsions ni de paralysie, pas de soupirs, ni de rougeurs du visage.

Comme je soupçonnais une affection cérébrale, j'examinais ses yeux à l'ophthalmoscope et je trouvai :

Une double névrite et périnévrite optique, ce qui me fait diagnostiquer l'existence d'une encéphalite.

Des thromboses dans les veines rétiniennes qui pouvaient faire supposer des thromboses dans les sinus du crâne ou dans les veines méningées.

Enfin un grand nombre de tubercules de la choroïde, les uns nettement circonscrits, les autres entourés d'une zone d'hypérémie, qui laissaient croire à l'existence de tubercules semblables dans les méninges.

La mort eut lieu le 30 octobre et l'autopsie confirma toutes ces prévisions.

Infiltration séro-purulente de la pie mère à la convexité du cerveau, et, d'un côté un grand nombre de granulations tuberculeuses le long des vaisseaux, au-dessus de la scissure de Sylvius.

Le sinus longitudinal est rempli d'un caillot noir laiteux et ombré par places. — Les veines méningées renferment des caillots noirs.

Cerveau aplati par l'épanchement ventriculaire et au fond de la cavité ancyroïde, une partie de la substance est rougeâtre, ramollie, renferme quelques petits noyaux hémorrhagiques.

Les poumons sont remplis par des milliards de granulations pointillées grises, opaques sans pneumonie avoisinante, les ganglions bronchiques sont tuberculeux et caséeux.

Le foie est criblé de granulations grises, miliaires, et il en est de même de la rate et des reins.

Les yeux offrent une dégénérescence granulo-graisseuse des nerfs optiques — jusqu'au chiasma. — État graisseux de la rétine autour du nerf optique. Atrophie de la couche pigmentaire de la choroïde, et dans cette membrane un grand nombre de tubercules miliaires très-fins, les uns visibles à l'œil nu et les autres seulement au microscope.

FIG. 83. — *Hallucinations. — Névrite optique. — Hémorrhagies rétiniennes.*

Pauline Bizot, âgée de treize ans, entrée le 1er février 1870 à la salle Sainte-Catherine (service de M. Bouchut), sortie le 15 mai. — Cette enfant ayant des douleurs de tête depuis huit mois avec de l'amaurose passagère, sans aucun trouble du mouvement, de l'intelligence ni des sens, a de fréquentes hallucinations de la vue.

A l'ophthalmoscope les deux papilles sont rouges, gonflées, aplaties et à contours peu visibles. Elles sont voilées par une infiltration sanguine au travers de laquelle on voit à peine l'irradiation des vaisseaux rétiniens. Les artères sont invisibles et les veines sont minces, interrompues, dilatées par place. On ne les retrouve intactes qu'à une certaine distance de la papille. Il y a un grand nombre de vaisseaux capillaires nouveaux très-fins. Çà et là, il y a des petites hémorrhagies situées dans la rétine en dehors des vaisseaux et, dans le voisinage, des granulations miliaires blanchâtres, arrondies, étoilées, ces granulations existent en dehors et le long des vaisseaux. Deux d'entre elles empiètent sur la papille. — Les autres sont peu visibles. Ce genre d'hémorrhagie est très-fréquent dans les cas d'hallucination.

FIG. 84. — *Contracture, anesthésie, hallucinations, diplopie, aménorrhée. — Hypérémie avec œdème de la papille.*

Bathilde Hareng, quatorze ans. Entrée le 22 janvier 1866, au n° 7 de la salle Sainte-Catherine, à l'hôpital des Enfants (M. Bouchut). — Cette enfant, qui a eu jadis des gourmes, des maux d'yeux, n'a jamais été autrement malade. Elle a tous les signes de la puberté, mais n'est pas formée.

Il y a deux ans, le jour de l'enterrement d'une petite sœur, elle a éprouvé un assez grand chagrin pour avoir immédiatement un trouble des facultés intellectuelles caractérisé par des cris et des divagations générales.

Depuis lors, ces phénomènes ont persisté avec une intensité variable et en se compliquant de contractures passagères, de diplopie et d'hallucinations de la vue, de l'ouïe, du toucher et de l'odorat.

État actuel. — Enfant maigre, un peu pâle, portant aux yeux les traces d'une ancienne blépharite. De temps à autre, elle déraisonne, mais en ce moment elle est parfaitement lucide et répond très-juste. Elle a très-souvent des hallucinations qui lui montrent des femmes noires passant devant elle. Elle s'entend quelquefois appeler par son nom de baptême. Elle sent l'odeur d'eau de Cologne qui n'existe pas, elle ne sent plus les saveurs, prend l'amer pour du sucré, et réciproquement, et ne trouve pas de goût à ce qu'elle mange. De temps à autres elle croit qu'on la touche et s'imagine qu'on la pince. En revanche, quand on la pique et qu'on la pince elle ne le sent pas.

Elle voit distinctement, mais, quelquefois, il y a du brouillard devant les yeux et elle a de la diplopie. Il n'y a pas de strabisme ni de dilatation inégale des papilles.

Aujourd'hui, elle peut marcher, mais de temps à autre la marche est impossible en raison de contracture des jambes, souvent accompagnée de douleurs névralgiques. Aujourd'hui il n'y a de contracture que dans l'extrémité des doigts de la main droite qui sont depuis quarante-huit heures roides et fléchis, réunis par leurs extrémités onguéales, mais il n'y a pas de contracture au poignet ni au coude.

L'enfant a de l'appétit, digère bien, n'a pas de diarrhée. Elle ne tousse pas et a des palpitations assez fortes. De temps à autre elle a des pertes de connaissance avec du spasme, de l'œsophagisme qui donne lieu à un resserrement du cou et quelques mouvements convulsifs.

Les yeux examinés à l'ophthalmoscope présentent une altération à peu près analogue de chaque côté. Les veines sont plus nombreuses et plus dilatées. La papille est fortement congestionnée, peu apparente et, du côté externe, complétement voilée par l'hypérémie.

26 janvier. — La contracture a complétement disparu ainsi que l'anesthésie.

11 février. — Rien de nouveau chez la malade, son état général est bon et elle sort de l'hôpital ayant le fond des yeux dans le même état.

Réflexions. — Cette observation est digne du plus grand intérêt, son objet, la *contracture étudiée à l'ophthalmoscope*, en font pour le moment une des choses rares et inconnues de la science. De plus, les troubles fonctionnels qui ont accompagné cette contracture et la cause présumée du mal méritent toute l'attention des médecins.

Il s'agit d'une jeune fille de quatorze ans ayant toutes les apparences extérieures de la puberté, mais n'ayant pas encore vu ses règles et pour cette raison sans doute étant malade.

Ce qu'elle éprouve est singulier. — A la suite d'un grand chagrin elle eut une sorte d'accès de folie caractérisée par des cris bizarres et un désordre d'idées très-évident. Puis sont venues des hallucinations de la vue, de l'ouïe, du toucher et de l'odorat, de la diplopie, des contractures dans les extrémités des membres, et de temps à autre des pertes de connaissance avec quelques mouvements convulsifs.

C'est dans cet état névropathique, compliqué d'aménorrhée, que l'enfant est arrivée à l'hôpital et qu'il fallait prononcer entre le diagnostic d'une névrose cérébrale ou celui d'une congestion chronique de l'encéphale. — L'ophthalmoscope a décidé la question, et par cela même qu'il y avait dans l'œil une hypérémie des vaisseaux de la papille voilant une partie des contours de cet organe jointe à une hypérémie des veines de la rétine, je conclus à un état morbide semblable des membranes du cerveau. — Cela me parut être plus en rapport avec les symptômes observés chez la malade qu'un diagnostic de névrose essentielle sans lésion cérébrale. — Du moment où l'œil, seul prolongement du cerveau dans lequel on puisse apprécier la circulation de cet organe, paraît hypérémié en même temps qu'existent des troubles fonctionnels graves, il est évident que l'on est en droit de rapporter ces troubles fonctionnels à une lésion cérébrale plutôt qu'à une névrose.

Du reste, ce fait de contracture accompagnée d'infiltration sanguine de la papille n'est pas le premier que j'aie observé. — J'en ai vu d'autres et je crois maintenant que ce qu'on appelle la contracture essentielle des extrémités accompagnée d'hypérémie papillaire et rétinienne n'est pas *essentielle* comme on le dit, mais bien plutôt *symptomatique* d'un état congestif du système spinal. — C'est un point sur lequel je reviendrai en temps opportun; mais à l'occasion du fait dont on vient de lire l'exposé il m'était impossible de ne pas faire ces remarques qui me paraissent être de la plus haute importance.

Fig. 85. — *Plaie du sourcil; — chorée. — Névro-rétinite exsudative.*

Cette enfant, âgée de huit ans, est entrée le 16 novembre 1868. Elle est affectée de chorée pour la seconde fois. Elle a fait il y a un an une chute qui lui a coupé le sourcil gauche, où l'on voit une cicatrice profonde. — Elle n'a pas de troubles visuels.

A l'ophthalmoscope, je constate dans l'œil correspondant à la plaie du sourcil une papille gonflée, rouge, aplatie, diffuse, cerclée de pigment au bord externe et couverte en dedans par un exsudat grisâtre qui s'étend sur la rétine avoisinante. — Sortie le 7 février 1869.

Fig. 86. — *Méningite, suite de plaie du sourcil. — Névrite optique.*

Marie Sergent, sept ans, entrée le 4 juin 1867. Cette enfant, qu'on dit n'avoir jamais été malade, a fait il y a un mois une chute sur le sourcil gauche et il en est résulté une plaie profonde à peine cicatrisée, donnant lieu à une induration profonde; elle vomit depuis le dimanche, 2 juin; elle rejette tout ce qu'elle prend et vomit de la bile, ne va pas à la garderobe. Elle n'a pas mal à la tête, voit bien clair, n'a pas de somnolence et est très-agitée. Elle n'a aucun trouble de la sensibilité, ni de la motilité; la langue est blanche, villeuse; soif fréquente, ventre aplati avec des matières dures dans l'S iliaque. Peau modérément chaude : Pouls régulier, intermittent (92).

A l'ophthalmoscope, la papille du côté droit est gonflée, rougeâtre, presque effacée, et offre une vascularité anormale. — Du côté gauche, elle est plus distincte, mais elle offre également une hypérémie très-marquée qui la rend moins visible.

7 juin. — Avant hier l'enfant a vomi à plusieurs reprises, a été un peu abattue sans somnolence. Hier, elle n'a pas vomi et a été à la garderobe, en rejetant des matières dures. Aujourd'hui encore elle a un peu mal à la tête; elle a mal dormi cette nuit, elle n'a pas crié, — n'a pas eu de soupirs, ni de grincements de dents, — ni de bouffées de chaleur au visage.

Langue un peu blanche, villeuse, pas d'appétit. — Le ventre est souple, non déformé. — Peau modérément chaude. — Le pouls irrégulier, inégal, intermittent (84).

8 juin. — L'enfant n'a pas vomi, a été une fois à la garderobe. Toujours des douleurs de tête, quelques plaintes. Même état d'irrégularité du pouls. Pas de convulsion, ni de paralysie.

10 juin. — L'enfant a vomi plusieurs fois et a été une fois à la garderobe. L'enfant ne souffre plus de la tête, son pouls est devenu régulier, mais un peu agité. Quelques plaintes, mais elle n'a ni convulsion, ni paralysie.

Iodure de potassium, 50 centigrammes.

11 juin. — L'enfant n'a pas vomi et n'a pas été à la garderobe. Elle n'a plus mal à la tête, elle est triste, sans somnolence. Elle n'a pas de soupirs, ni de grincements de dents; pas de bouffées de rougeur au visage. Pas de convulsions, ni de paralysie. — Langue presque naturelle, peu de soif, pas d'appétit. Peau modérément chaude. — Pouls régulier (84).

Les deux yeux présentent une hypérémie de la papille, qui la cache presque entièrement et voile ses contours. Il y a en outre de la flexuosité des veines, dont quelques-unes sont dilatées sur la rétine et se rétrécissent au niveau du bord papillaire. Pas de granulations ni d'hémorrhagies.

Iodure de potassium, 50 centigrammes.

12 juin. — Pas de vomissements, pas de garderobe. L'enfant dort un peu mieux et se plaint beaucoup, mais elle elle n'a ni strabisme, ni convulsions, ni paralysie. La peau est plus chaude, le pouls redevenu régulier est assez fréquent (124).

14 juin. — Pas de vomissements, pas de garderobe. — Un peu plus de somnolence. Douleur de tête vive, point de convulsions, ni de paralysie. Peau chaude, pouls régulier (120).

15 juin. — Pas de vomissements, pas de garderobe. L'enfant a un peu moins de somnolence et se plaint toujours de la tête. Peau modérément chaude. Pouls, 96.

18 juin. — L'enfant n'a plus mal à la tête, ne vomit plus, mais reste constipée. La langue est presque naturelle, peu d'appétit; pouls, 88.

Iodure de potassium, 50 centigrammes.

19 juin. — Lavement avec 10 grammes de séné.

Même état.

26 juin. — L'enfant hier a été très-abattue, s'est plaint de la tête, a vomi et n'a pas été à la garderobe. Ce matin. elle est abattue, dit ne pas souffrir, a la peau chaude, le pouls régulier (164).

Julep avec iodure de potassium, 50 centigrammes.

2 juillet. — L'enfant mange bien, ne vomit pas; mais, de temps en temps, se plaint de douleurs de tête et conserve dans l'œil les traces de sa névro-rétinite. Toujours de la fièvre, mais le pouls est régulier (112).

3 juillet. — Depuis hier l'enfant se plaint de nouveau de la tête, a eu des vomissements, pousse des cris, est accablée et a le pouls un peu intermittent.

5 juillet. — Aujourd'hui et hier l'enfant est très-bien, n'a eu ni douleurs de tête, ni vomissements; mais son pouls reste fréquent.

6 juillet. — L'enfant, qui a été deux jours sans souffrir, a ce matin une nouvelle crise de douleurs de tête, avec vomissements et céphalalgie. Pouls régulier (100).

Iodure de potassium (3 grammes sur 30). Friction sur la tête avec pommade (3 grammes iodure de potassium et 5 grammes laudanum). L'état de l'enfant s'est amélioré au mois d'août et la guérison s'est effectuée en septembre. Sortie le 3 octobre.

Fig. 87. — *Plaie du sourcil. — Congestion cérébrale. — Soupçon de méningite. — Névrite optique; exsudat péripapillaire.*

Cette enfant a fait récemment une chute sur la tête dans laquelle elle s'est coupé le sourcil gauche. On y voit une cicatrice récente. Elle souffre beaucoup de la tête, a quelquefois des vomissements, mais conserve de l'appétit, mange assez bien et n'a pas de constipation.

A l'ophthalmoscope, je trouve une double névro-rétinite, mais à gauche la lésion est bien plus considérable qu'à droite. La papille est gonflée, rouge, effacée, diffuse, surtout visible par les irradiations veineuses et elle est couverte par un exsudat grisâtre péripapillaire qui en cache les contours.

Fig. 88. — *Encéphalite chronique. — Névrite étranglée; exsudat papillaire avec hémorrhagies de l'exsudat.*

Cette enfant, âgée de six ans, souffrait de la tête depuis deux mois : elle avait de la constipation, de fréquents vomissements et de la somnolence tout en conservant un pouls régulier. Point d'appétit, faiblesse générale sans paralysie. L'enfant reste au lit sans vouloir en sortir.

A l'ophthalmoscope, les deux papilles sont tout à fait invisibles, cachées par un exsudat blanchâtre assez épais couvrant les contours papillaires. — Dans cet exsudat, on voit des veinules interrompues et çà et là de petites hémorrhagies sur les veines. Les artères sont invisibles. Au bout d'un mois elle sort de l'hôpital dans le même état.

FIG. 89. — *Plaie du sourcil; strabisme et diplopie; torticolis. — Névro-rétinite.*

Cette enfant âgée de sept ans, ayant fait il y a un an une chute qui lui a coupé le sourcil gauche, porte de ce côté une cicatrice profonde et depuis quelques mois la vision est très-affaiblie de ce côté. Elle n'est pas autrement malade, et mange, boit et joue comme les autres enfants de son âge.

A l'ophthalmoscope, je constate de ce côté une névro-rétinite caractérisée par la rougeur, le gonflement de la papille qui est diffuse et dont les contours sont cachés par un exsudat péripapillaire grisâtre évident. Dans cet exsudat les veines paraissent très-minces, et à quelque distance en haut, elles offrent des stases sanguines qui pourraient faire croire à de petites hémorrhagies.

ATLAS D'OPHTHALMOSCOPIE MÉDICALE ET DE CÉRÉBROSCOPIE.

PL. XI.

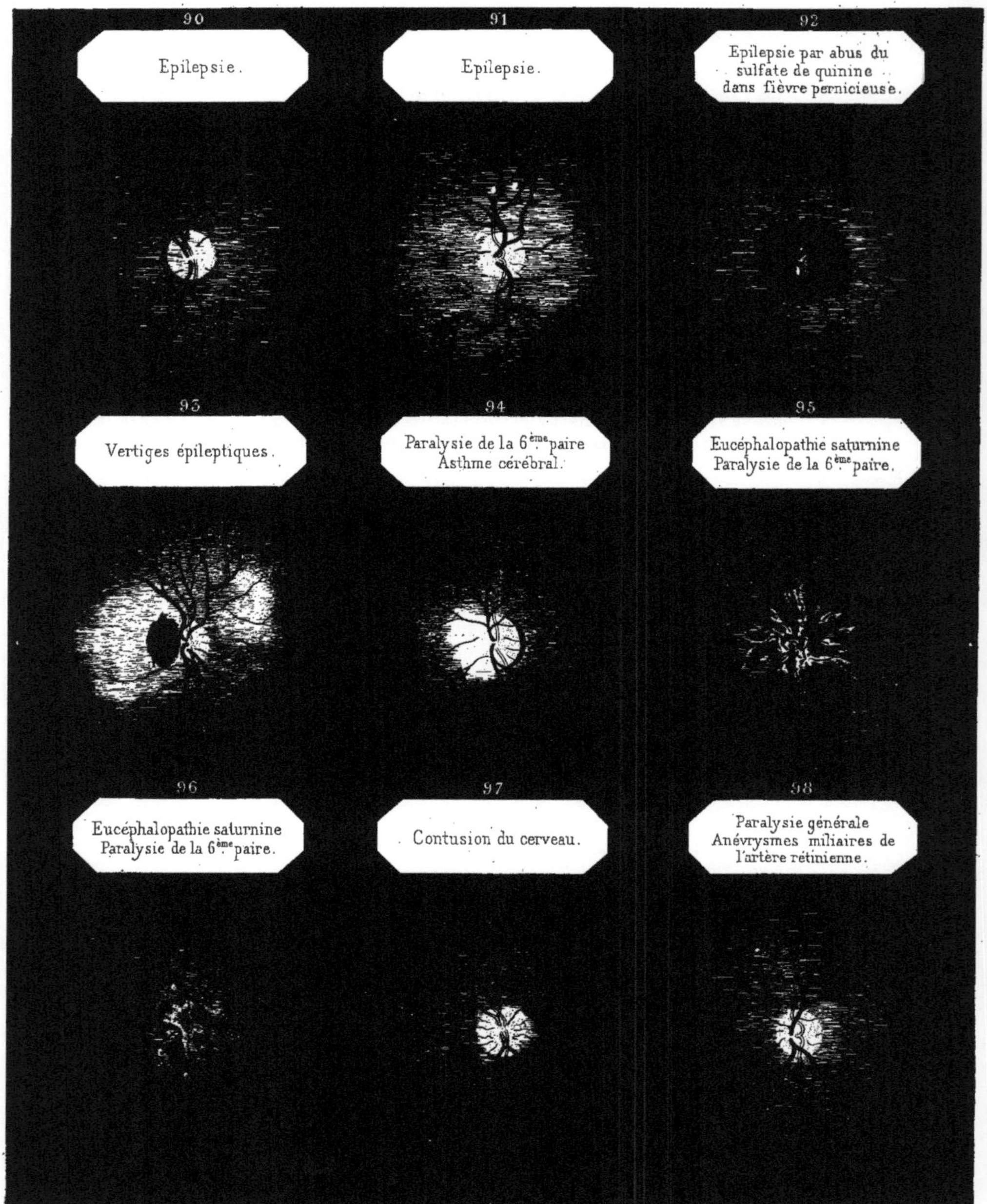

Dessiné par E. Bouchut. Imp. Becquet, Paris. Lith. par Karmanski.

ÉPILEPSIE _ VERTIGES ÉPILEPTIQUES _ EUCÉPHALOPATHIE SATURNINE _ ASTHME CÉRÉBRAL
CONTUSION DU CERVEAU _ PARALYSIE GÉNÉRALE.

PLANCHE XI

Fig. 90. — *Epilepsie.* — *Névrite optique.*

Cette enfant, âgée de huit ans, est entrée le 3 mars 1873 dans le service de M. Bouchut, pour une épilepsie bien caractérisée et durant depuis plusieurs mois.

A l'ophthalmoscope, on trouve une névrite optique, et je constate que la papille est gonflée, rouge et diffuse d'un côté, tandis que sur le contour opposé elle offre un commencement d'atrophie. Du côté où elle est voilée par l'hypérémie existe un dépôt de pigment limitant la papille et festonné en dehors. Après avoir séjourné quelque temps à l'hôpital, l'enfant sort dans le même état.

Fig. 91. — *Épilepsie symptomatique.* — *Atrophie papillaire.* — *Tubercules de la choroïde.*

Cette enfant, âgée de dix ans, est entrée dans le service de M. Bouchut pour une épilepsie à grandes attaques, durant depuis plusieurs années.

Elle présente à l'ophthalmoscope un commencement d'atrophie de la papille, caractérisée par la teinte blanche rosée du nerf, mais les veines sont assez larges, et il y a au-dessus de la papille (image renversée) deux granulations blanchâtres saillantes qui ressemblent à deux tubercules de la choroïde. L'enfant n'a pas de tubercules pulmonaires, mais pourrait bien avoir des tubercules du cerveau. Elle sort dans le même état.

Fig. 92. — *Épilepsie par abus de sulfate de quinine.* — *Névrite optique.*

Cette enfant, âgée de dix-sept ans, venue dans le service de M. Bouchut, est affectée depuis l'enfance d'une épilepsie dont les attaques sont très-fréquentes et ont débuté après l'emploi de fortes doses de sulfate de quinine contre une fièvre pernicieuse.

La papille est gonflée, aplatie, diffuse et noirâtre à la circonférence, tandis que tout autour existe une légère infiltration séreuse de la rétine. Elle sort dans le même état.

Fig. 93. — *Vertiges épileptiques.* — *Névro-rétinite exsudative.*

Cette enfant, âgée de treize ans, entrée le 20 janvier 1873 dans le service de M. Bouchut, présente depuis plusieurs mois des vertiges épileptiques sans attaques convulsives.

Sa papille offre une hypérémie considérable dans sa moitié externe, mais en dedans il y a une exsudation blanchâtre qui cache un peu la moitié interne et qui s'étend sur la rétine, dont les vaisseaux sont nombreux et très-remplis de sang. Elle sort dans le même état.

FIG. 94. — *Paralysie de la sixième paire. — Asthme cérébral. — Névro-rétinite.*

Cette enfant, âgée de quatre ans, est venue dans mon service le 12 mars 1873, pour des accès d'asthme assez fréquents, compliqués d'une paralysie récente de la sixième paire ou moteur oculaire externe, venue sans cause connue.

Elle a un strabisme interne très-prononcé, sans trouble visuel et sans douleurs de tête. Chaque jour, et même plusieurs fois par jour, elle a des accès d'asthme dont on ne trouve pas la cause dans le cœur, ni dans les poumons, ni dans les ganglions bronchiques. Nous avons pensé que l'origine de ces accès était de nature cérébrale et pouvait être rapportée à une lésion voisine des racines du nerf pneumogastrique. Ce qui a fait naître cette hypothèse, c'est l'altération de la papille du nerf optique. En effet, au fond de l'œil, avec l'ophthalmoscope, on trouve la papille, entourée d'un côté par une zone de pigment, et de l'autre, rouge, aplatie, diffuse, et offrant une exsudation rétinienne très-prononcée.

FIG. 95. — *Encéphalopathie saturnine. — Paralysie de la sixième paire. — Névro-rétinite.*

Mariette Malassagni, âgée de quatorze ans, entrée le 13 décembre 1865 à la salle Sainte-Catherine (service de M. Bouchut), pour une affection saturnine accompagnée de constipation et de diarrhée. A l'hôpital, elle fut prise de fièvre, de douleurs de tête, de vomissements, enfin de strabisme convergent avec diplopie.

Dans les deux yeux, avec l'ophthalmoscope, on voit à la place de la papille un large exsudat grisâtre, entouré d'une zone plus foncée en couleur. Cet exsudat couvre la papille, qui a disparu. Il est granuleux et traversé par des vaisseaux veineux qui semblent interrompus tout en convergeant vers le centre de l'œil. Les artères sont invisibles. Çà et là existent de petites hémorrhagies sur les veines rétiniennes et quelques petits points blanchâtres albumino-graisseux. C'est là ce qu'on appelle *papille étranglée*, lorsque le nerf optique, serré dans l'anneau sclérotical, produit le gonflement et l'exsudat papillaires, la distension des veines et leur rupture, qui forme des hémorrhagies, enfin les points blanchâtres de fibrine en régression graisseuse. L'enfant sort dans le même état.

FIG. 96. — *Encéphalite. — Paralysie de la sixième paire. — Névro-rétinite. — Granulations miliaires blanches de la rétine. — Autopsie.*

Blanche Regnier, âgée de huit ans, entrée à la salle Sainte-Catherine (service de M. Bouchut) le 18 décembre 1875, pour une pseudo-chorée droite, avec faiblesse et tremblement de cette moitié du corps; strabisme convergent droit et diplopie; diminution de l'intelligence; marche difficile, tournoiement; douleurs de tête, vomissements et inégalité du pouls. Elle est malade depuis deux mois.

A l'ophthalmoscope, on voit dans les deux yeux ce que présente la figure 96. La papille a complétement disparu sous une exsudation gris perlé légèrement bleuâtre, s'irradiant sur le fond de l'œil. Les veines rétiniennes sont perdues dans cette infiltration, gonflées et rompues çà et là de façon à produire de petites hémorrhagies. Puis existent des granulations blanchâtres semblables à des granulations tuberculeuses, et qui ne sont que des granulations inflammatoires caséeuses.

L'enfant ayant succombé le 21 février, environ trois mois après le début des accidents, voici ce que l'autopsie a révélé.

La pie-mère est infiltrée de sérosité blanchâtre opaline sans granulations tuberculeuses. Elle adhère fortement à la substance corticale non ramollie et à la base du cerveau, sur le chiasma, les nerfs optiques sont entourés d'une substance jaunâtre de pus ancien compacte. Le cerveau, les corps striés, les couches optiques, n'offrent pas d'altération.

Dans les yeux, la papille est gonflée, couverte par une infiltration grisâtre étendue à la rétine, et près de la papille une saillie gris jaunâtre, du volume d'un petit grain de blé. Il en est de même dans l'autre œil, qui renferme plusieurs granulations blanchâtres.

Au microscope, dans une de ces granulations, voici ce que Cornil a trouvé. Cette analyse date de 1865.

La petite plaque ovoïde jaune et saillante qui se voyait sur chaque rétine a présenté au microscope les particularités suivantes : en l'étalant simplement sur une lame de verre et l'examinant à un grossissement de 200 diamètres, on voyait de distance en distance un certain nombre de corps granuleux formés de granulations graisseuses agglomérées sans enveloppe commune.

On ne voyait pas à la loupe de vaisseaux dans cette partie jaune, il y avait au contraire un lacis de capillaires remplis de sang, minces et formant un réseau serré comme à l'état normal. Ces capillaires, remplis de globules, étaient petits, non dilatés, mesuraient de 0,006 à 1,008, et leurs mailles étaient très-serrées, comme cela existe toujours dans la rétine. En outre, il existait des parties jaunes à l'examen microscopique et finement pigmentées, résultant d'épanchements sanguins dans cette partie de la rétine, et de formation de pigment sanguin à la suite de ces extravasations.

Telles étaient les seules lésions observées dans la portion jaune de la rétine, car cette membrane possédait sur toute la partie altérée sa structure normale. Les bâtonnets étaient granuleux et déformés (lésion cadavérique), les couches de cellules et de noyaux, les fibres, n'avaient éprouvé aucune modification notable et avaient conservé leur structure et leur disposition normales.

Dans le nerf optique, la zone centrale jaune, observée à l'œil nu, reconnaissait pour cause une congestion simple, mais non une altération de nutrition des tubes nerveux, appréciable au microscope.

Fig. 97. — *Contusion du cerveau. — Névro-rétinite.*

Un homme âgé de vingt-huit ans, entré à la Pitié le 10 décembre 1863, dans le service de M. Richet, était dans un état cérébral grave par suite d'une chute faite sur la tête trois jours avant. Il était tombé d'une hauteur de dix pieds environ.

La papille est aplatie, peu distincte sur les bords, et ses vaisseaux, clairs à la surface papillaire, sont plus foncés et semblent plus larges sur la rétine. Elle est entourée d'un léger œdème qui la couvre d'une gaze transparente. Les veines rétiniennes sont flexueuses, et tout le fond de l'œil est pâle. Cet homme a guéri.

Fig. 98. — *Paralysie générale. — Anévrysmes miliaires de l'artère rétinienne.*

M. X..., âgé de soixante-huit ans, depuis longtemps a de l'embarras dans la parole, de la difficulté à marcher et un grand affaiblissement de la raison. Les artères radicales sont ossifiées.

La papille offre un commencement d'atrophie, et sur le trajet des artères rétiniennes on voit une série de petites dilatations qui constituent autant de petits anévrysmes de l'artère de la rétine.

PLANCHE XII

Fig. 99. — *Néphrite albumineuse chronique avec névro-rétinite chez un sujet de quarante-cinq ans.*

Cette lésion, assez commune chez l'adulte, est très-rare chez les enfants. Je n'en ai vu qu'un seul exemple parmi l'innombrable quantité de néphrites albumineuses dont j'ai recueilli les observations.

La papille a disparu par suite de la prolifération du tissu cellulaire interposé entre les tubes nerveux. Les tubes sont altérés, renflés, variqueux (voyez la figure X du texte). La rétine offre des plaques blanchâtres plus ou moins étendues et des granulations blanchâtres isolées ou confluentes. Ces granulations et ces taches sont formées de matière graisseuse à l'état de vésicules ou de gouttelettes séparées par des granulations brillantes, et au milieu de cette stéatose existent des corps granuleux en grand nombre. Les éléments nerveux de la rétine sont granuleux, troubles, renflés, variqueux et séparés par du tissu cellulaire.

Les capillaires de la rétine sont le siége d'une infiltration granuleuse et rompus en divers points, ce qui donne lieu à de nombreuses hémorrhagies.

Les hémorrhagies occupent la couche externe de la rétine. Elles sont formées de sang infiltré et, sur quelques-unes qui sont anciennes, on trouve de la matière grisâtre formée de graisse, de cristaux d'hématine et de pigment.

La choroïde présente un grand nombre de points blanchâtres d'atrophie pigmentaire.

Fig. 100. — *Néphrite albumineuse méconnue pendant six mois, donnant lieu à des phénomènes d'angine de poitrine. — Névrite optique avec hémiopie.*

Une dame de trente-cinq ans, ayant des accès d'angine de poitrine, traitée pour cette névrose, me fut envoyée de Besançon.

Après l'avoir examinée avec soin sans trouver la cause des accidents qu'elle éprouvait, je la questionnai sur la vision, et elle me répondit qu'elle ne voyait que la moitié des objets placés devant elle. Je crus devoir regarder à l'ophthalmoscope et je trouvai la moitié externe de la papille cachée par l'hypérémie, et du nerf optique partaient un grand nombre de petits vaisseaux capillaires semés d'hémorrhagies. Cet examen me fit soupçonner une néphrite albumineuse. Je fis analyser les urines et, en effet, elles renfermaient beaucoup d'albumine.

C'était une albuminurie sans autres symptômes que des accidents nerveux analogues à ceux de l'angine de poitrine.

La malade est retournée à Besançon et je ne l'ai pas revue.

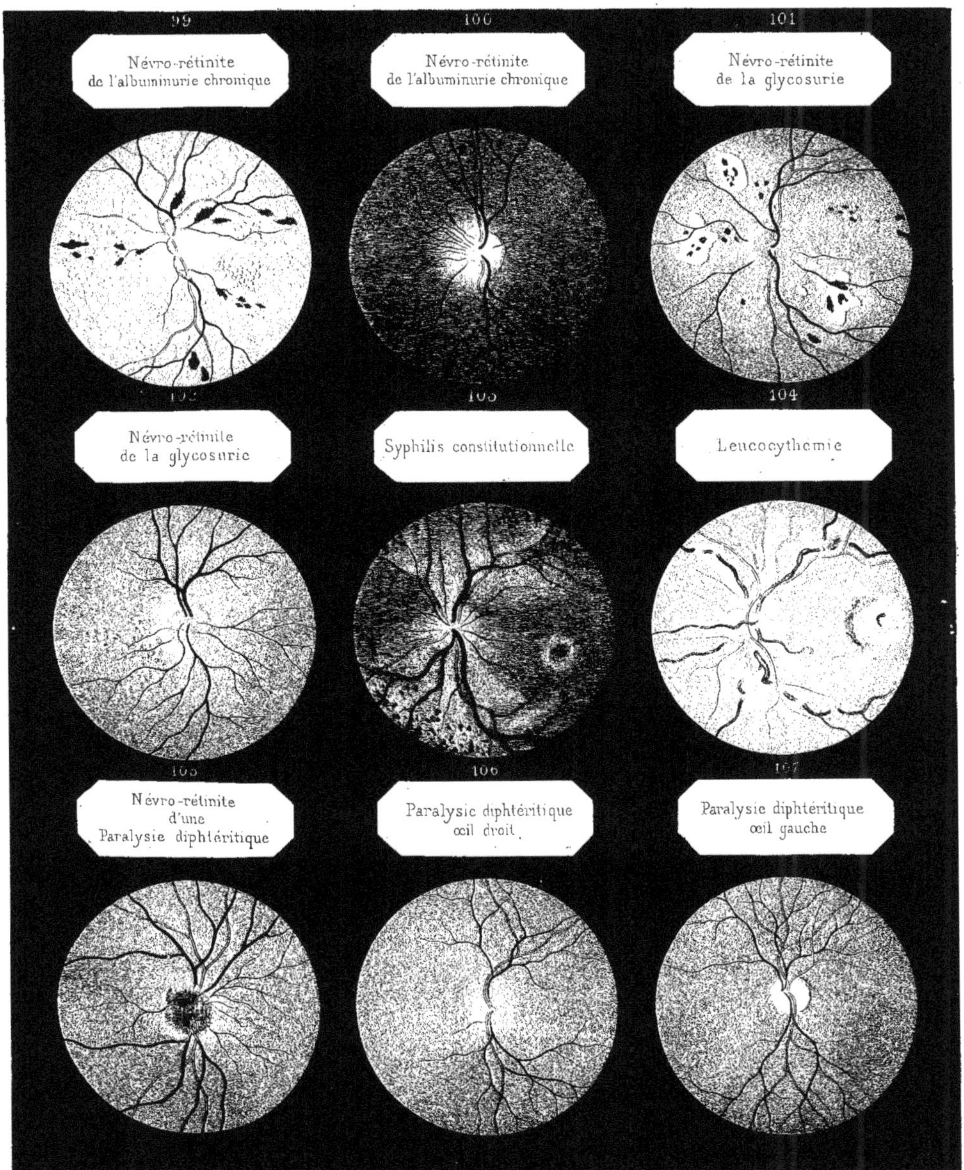

Dessiné par E. Bouchut. *Imp. Becquet, Paris.* Lith. par Karmanski.

NÉPHRITE ALBUMINEUSE CHRONIQUE. _ GLYCOSURIE. _ SYPHILIS CONSTITUTIONNELLE.
LEUCÉMIE _ PARALYSIES DIPHTÉRITIQUES.

LIBRAIRIE J. B. BAILLIÈRE & FILS À PARIS.

FIG. 101. — *Glycosurie et Névro-rétinite chez une fille de douze ans. — Papille diffuse peu visible, Taches blanches de la rétine. — Hémorrhagies rétiniennes.*

Les yeux ayant pu être examinés après la mort, j'ai trouvé le nerf optique infiltré de tissu conjonctif et comprimant les fibres nerveuses. Celles-ci sont rares, leur contenu est granuleux, et quelques-unes offrent des varicosités considérables.

Dans la rétine, la couche des grains est semée de globules de graisse, et il y en a aussi dans la couche nerveuse. Les éléments nerveux sont séparés par du tissu conjonctif, et près de la papille, les fibres nerveuses offrent des renflements plus ou moins considérables sur leur parcours. Çà et là des taches blanches formées de graisse occupent la couche granuleuse, et dans ces taches de graisse un grand nombre d'hémorrhagies. Les parois des vaisseaux capillaires sont granuleuses et sur quelques points rompues, ce qui forme les hémorrhagies figurées sur le dessin.

FIG. 102. — *Glycosurie. — Encéphalite glycosurique. — Névro-rétinite granuleuse.*

M. X..., âgé de soixante-douze ans, très-bien conservé pour son âge, a eu, il y a un an, un instant de faiblesse dans les deux jambes qui le gênait beaucoup pour marcher, et en posant les pieds à terre il avait la sensation d'une éponge interposée entre le sol et lui. Cela dura deux mois, puis la vision s'affaiblit.

Il alla chez M. Cusco, qui lui révéla l'existence d'une rétinite contre laquelle il n'y avait pas grand chose à faire, puis il vit M. Fano qui fit le même diagnostic et ne conseilla rien de plus que son confrère. Il alla chez M. Liebreich, qui répéta la même chose en disant qu'il faudrait analyser les urines, ce qui fut fait, et on lui dit qu'il y avait des traces de sucre, mais que c'était insignifiant. Huit mois après, en juin 1868, il vint chez moi, et ses urines qui pesaient 1032 avaient 30 grammes de sucre. Il n'offrait plus d'affaiblissement des jambes et avait une hypérémie avec œdème partiel de la papille, une hypérangie rétinienne et d'innombrables granulations de la rétine, blanches, brillantes et comme taillées à l'emporte-pièce. Elles réflétaient si bien la lumière qu'on eût dit de petites perles de nacre la plus éclatante.

Traitement par la teinture d'iode à l'intérieur et par le régime. Au bout de deux mois, les lésions étaient les mêmes, et je n'ai plus revu le malade

FIG. 103. — *Syphilis constitutionnelle et Névro-rétinite.*

Dans quelques circonstances, la syphilis porte son influence sur le fond de l'œil et y détermine des lésions plus ou moins considérables du nerf optique, de la rétine et de la choroïde. En voici un exemple :

La papille, un peu jaunâtre, a un contour indéterminé, et le trouble nuageux qui la couvre s'étend au loin sur la rétine le long des gros vaisseaux et autour de la macula. A la périphérie enfin, ce sont des lésions rétiniennes quelquefois caractérisées par de grandes taches d'atrophie pigmentaire ou par de petites macules jaunâtres remplies de pigment.

FIG. 104. — *Leucocythémie et Névro-rétinite.*

Dans la leucémie chronique, le fond de l'œil est souvent malade, et alors, la lésion est caractérisée par la couleur pâle, la turgescence et la flexuosité des vaisseaux rétiniens, surtout des veines; par de petites hémorrhagies rosées; par la pâleur de la papille et l'infiltration rétinienne qui cache un peu ces vaisseaux; par une auréole blanchâtre et quelques taches blanches autour de la macula.

Comme je l'ai dit dans le texte, ces taches blanches sont, d'après Leber et Becker, dues à des infiltrations de leucocytes.

Cette figure est empruntée à l'*Atlas* de Liebreich.

FIG. 105. — *Névro-rétinite dans un cas de paralysie diphthéritique.*

Cette enfant, âgée de onze ans, entrée le 11 mars 1873 dans le service de M. Bouchut, eut à l'hôpital, à la suite de diphthérite, une paralysie du voile du palais et des membres inférieurs sans aucun trouble visuel.

A l'ophthalmoscope, la papille parut tuméfiée, rose, diffuse, à contours peu visibles, cachés par un peu d'œdème, et les veines à son niveau étaient d'une nuance claire tout à fait différente de celle qu'elles avaient au niveau de la rétine.

Au dedans de la papille et en haut, à l'image renversée, il y avait une petite tache miliaire ovale, bien circonscrite, dont la nature n'a pu être déterminée, et offrant un point noir central.

FIG. 106 et 107. — *Œil droit et œil gauche d'un cas de paralysie diphthéritique. — Hémiplégie droite. — Atrophie papillaire à gauche. — Oblitération d'une branche de l'artère rétinienne. — Névro-rétinite à droite.*

Cette enfant, entrée deux fois dans le service de M. Bouchut, en 1872 et en 1875, a été prise de paralysie après une diphthérite.

La première fois, on a constaté une hémiplégie incomplète à droite, sans aphasie, avec atrophie complète de la papille gauche, entraînant l'amaurose et une oblitération de l'artère rétinienne. A droite, elle offrait une névro-rétinite avec œdème péripapillaire voilant toute la papille qui n'est plus visible que par le centre d'irradiation des vaisseaux du fond de l'œil. De ce côté, la vision n'est qu'affaiblie.

Sortie dans cet état, elle revint à l'hôpital trois ans après, ayant beaucoup grandi, étant très-forte et très-développée, mais offrant une amaurose complète de l'œil gauche, dont la papille est atrophiée, et un affaiblissement visuel de l'œil droit, qui présente les mêmes lésions que la première fois.

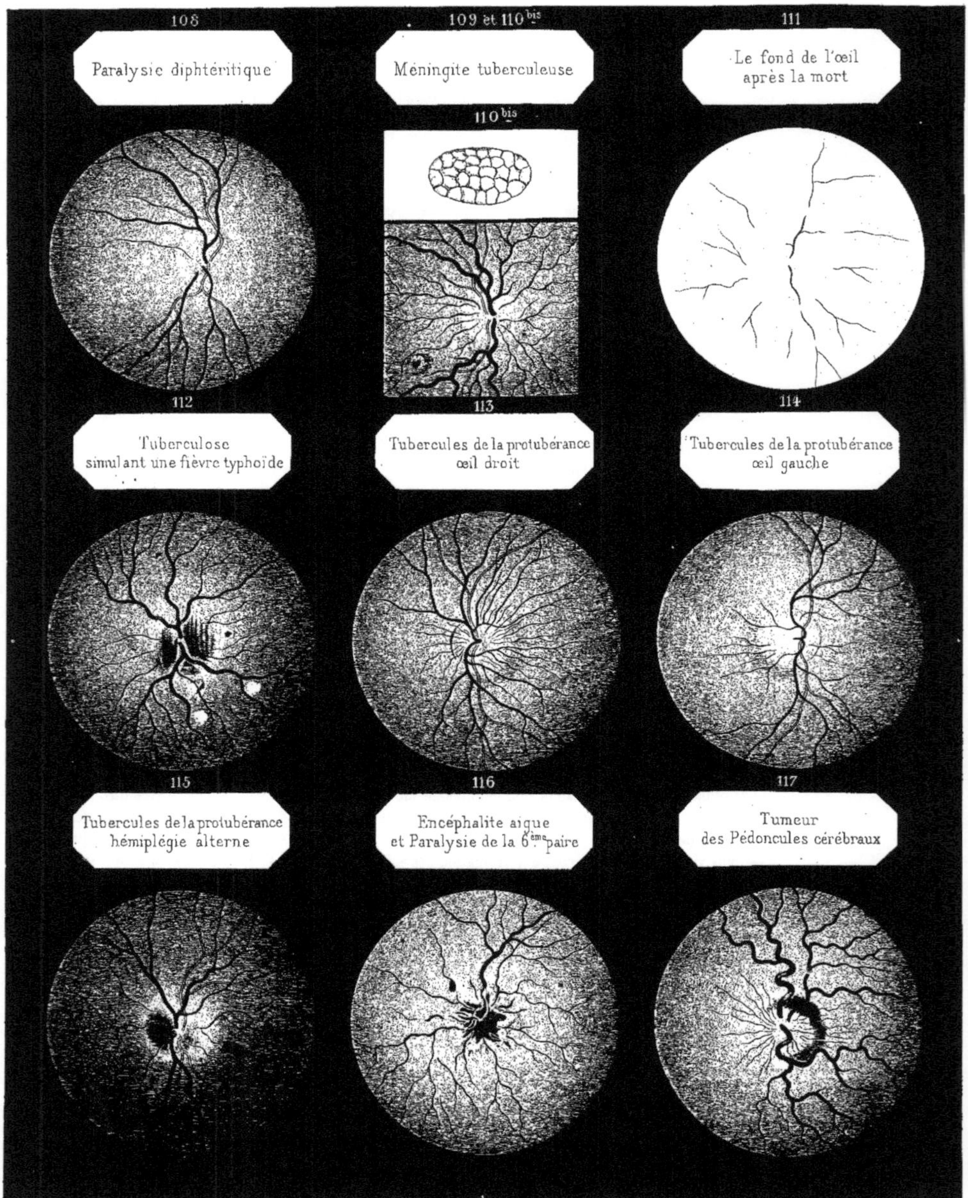

Dessiné par E. Bouchut. Imp. Becquet, Paris. Lith. par Karmanski.

PARALYSIE DIPHTÉRITIQUE. _ MÉNINGITE TUBERCULEUSE. _ TUMEURS DE LA PROTUBÉRANCE ET DES PÉDONCULES CÉRÉBRAUX. _ L'ŒIL APRÈS LA MORT.

LIBRAIRIE J. B. BAILLIÈRE & FILS À PARIS.

PLANCHE XIII

FIG. 108. — *Paralysie diphthéritique ; Névro-rétinite.*

Cette enfant, âgée de cinq ans, est entrée le 6 février 1873 dans le service de M. Bouchut pour une paralysie diphthéritique sans troubles visuels.

Cette enfant a une paralysie du voile du palais, de la mydriase et un notable affaiblissement des membres inférieurs.

Dans les yeux, la papille est rouge, gonflée, diffuse, presque effacée. — Le contour est voilé par une infiltration grisâtre brune qui s'étend à une certaine distance sur la rétine. — Les artères et les veines n'offrent rien de particulier. — L'enfant a guéri et est sortie de l'hôpital avec les mêmes lésions oculaires.

FIG. 109 et 110. — *Méningite tuberculeuse sans symptômes. — Névro-rétinite, avec thrombose des veines rétiniennes et vésicule close de la rétine.*

Blanche Delaby, âgée de deux ans, entrée le 28 juin 1866 au n° 36 de la salle Sainte-Catherine, service de M. Bouchut, est malade depuis cinq jours. Elle a eu de la fièvre, sans vomissements, avec de la diarrhée et un peu de toux. — A son entrée, on constate un peu d'assoupissement, le pouls régulier (128), l'intelligence nette, la sensibilité cutanée normale, pas de convulsions ni de paralysie, pas de grincements de dents, quelques petits cris aigus, de la dépression des parois du ventre sans respiration suspirieuse, mais un peu de strabisme divergent.

Névrite optique double, avec gonflement rougeâtre de la papille, qui est diffuse et dont les contours sont effacés par une infiltration grisâtre, claire et transparente. — Veines très-dilatées, flexueuses, avec thrombose noire et une petite hémorrhagie rétinienne entre deux divisions veineuses.

Autopsie. — Réplétion des sinus par du sang noir liquide. — Thrombose des veines méningées. Infiltration séro-purulente de la convexité du cerveau, de l'hexagone cérébral et des scissures de Sylvius, avec granulations tuberculeuses miliaires très-fines. — Quelques tubercules dans les poumons.

Dans l'œil, je trouve avec Ordonez une infiltration séreuse de la rétine, avec gonflement de la papille et des caillots des veines rétiniennes. Au milieu de la tache jaune de la rétine, et enveloppée par elle, se trouve une vésicule close, ovoïde, formée en apparence de tissu connectif, ayant 3 millimètres dans un sens et 4 dans un autre. Les veines qui la parcouraient étaient fort injectées de sang (fig. 109). La cavité de cette vésicule ne renfermait pas de liquide, et, a un petit grossissement, avec des aiguilles à dissection on faisait glisser l'une sur l'autre les parois qui se sont laissé aplatir facilement par la plaque couvre-objet.

FIG. 111. — *Signes de la mort trouvés au fond de l'œil. — Opalescence de la rétine et décoloration de la choroïde, un quart d'heure après la mort.*

Dans cette figure, tout le fond de l'œil est gris-perle, d'une teinte presque uniforme, et la papille ne se distingue qu'à grand'peine. On constate la disparition des artères rétiniennes et l'interruption du sang des veines rétiniennes par une pneumatose, qui existe aussi dans les veines méningées. — la décoloration de la papille qui est grise comme le reste du fond de l'œil.

Ce fait est constant chez l'homme et chez les animaux. — Il révèle l'arrêt définitif de la circulation et constitue un des meilleurs signes immédiats de la mort. — Je l'ai fait connaitre en 1865, et depuis lors, mes affirmations ont été reconnues réelles par Meunier (1868) et Poncet (1869).

FIG. 112. — *Tuberculose simulant une fièvre typhoïde, — tubercules de la choroïde.*

Cette enfant, âgée de treize ans, est entrée dans le service de M. Bouchut en 1874 pour une fièvre continue, que l'on supposa être une fièvre typhoïde. — Au bout de quelques jours le diagnostic restant douteux, mon interne, Stoizesco, examinant les yeux à l'ophthalmoscope, y découvrit plusieurs tubercules de la choroïde. C'était une affection tuberculeuse simulant la fièvre typhoïde.

Les yeux offraient une névro-rétinite caractérisée pas le gonflement et l'œdème de la papille, par la dilatation des veines et la disparition des artères, enfin par la présence de tubercules de la choroïde dont un se trouvait placé en arrière d'une veine rétinienne.

A l'autopsie, outre une tuberculose des poumons, du foie, de la rate et des reins, il y avait une tuberculose des méninges avec légère infiltration purulente de la pie-mère. — Dans les deux yeux, le nerf était comprimé dans la gaîne vaginale par de la sérosité, et dans les choroïdes se trouvaient un grand nombre de granulations blanchâtres miliaires dont la structure était celle des tubercules choroïdiens.

FIG. 113 et 114. — *Œil droit et œil gauche d'un cas de tubercules de la protubérance ayant provoqué l'hémiplégie incomplète, à droite, et la paralysie du moteur oculaire externe droit, le fond de l'œil gauche restant normal. — Névrite optique à droite.*

Henriette Brétet, âgée de dix ans, entrée à la salle Sainte-Catherine le 31 mai 1869, pour un tubercule de la protubérance, — produisant des douleurs de tête : du strabisme convergent avec diplopie et affaiblissement visuel ; des vomissements, de la constipation ; de l'affaiblissement des quatre membres avec hémiplégie incomplète à droite ; parfois des fourmillements avec contracture des doigts ; de l'hébétude ; un pouls irrégulier, intermittent ; un notable affaiblissement de l'intelligence sans altération de la sensibilité générale.

A l'ophthalmoscope, les yeux présentent, à *droite :* disparition des cercles concentriques de la papille qui est gonflée ; — hypérémie considérable du bord externe à peine distinct sous la rougeur, tandis que le côté interne est assez net. — Développement assez considérable de vaisseaux capillaires nouveaux du nerf optique, enfin phlébectasie rétinienne assez forte.

A *gauche :* un peu d'excavation et d'atrophie du nerf optique. — Les bords de la papille sont partout assez distincts.

L'état de cette enfant est resté le même pendant plusieurs mois et a permis qu'on puisse la sortir de l'hôpital où elle est rentrée après une absence de deux mois.

Alors elle marchait plus difficilement, pouvait à peine manger seule et avait un peu de contracture dans la main droite. — Elle conservait toute sa connaissance, mais avait de l'hébétude et une apparence très-marquée d'idiotie, riant à tout propos et parlant avec beaucoup de difficulté.

Au mois de janvier 1870, ne pouvant plus se tenir debout ni manger seule, parlant avec embarras, riant à chaque mot qu'on lui adressait, ayant de la contracture à droite, et le même strabisme. Elle fut obligée de garder le lit. — Son pouls était toujours ralenti, et irrégulier ou intermittent; mais elle conservait l'intelligence des choses extérieures. Cela dura jusqu'à son dernier jour, le 12 février.

Autopsie le 13 février 1870.

Le cerveau est extrêmement congestionné soit dans la substance blanche pleine de piqueté, soit dans la substance grise qui est d'un rose demi-transparent très-prononcé.

Le *cervelet* est également très-congestionné dans ses deux substances, mais ne présente pas d'autres lésions.

La *protubérance annulaire* est plus grosse que de coutume. — Son côté droit est gris blanchâtre, et le nerf moteur externe est grisâtre. — Son tissu semble ramolli, on dirait qu'il renferme un kyste, mais il n'en est rien. — A la coupe on voit qu'il renferme neuf petits noyaux de matière tuberculeuse jaune verdâtre, à l'état de crudité, et que cette matière est entourée d'une zone de substance nerveuse altérée, ramollie, rougeâtre foncé comme du chocolat cru. — Ces noyaux, très-rapprochés, laissent entre eux un peu de subtance nerveuse blanche.

Les *pédoncules cérébraux* ou cérébelleux n'offrent rien de particulier à l'œil nu.

Le *bulbe* est plus volumineux que de coutume et, sauf la coloration brune de sa membrane d'enveloppe, il n'offre rien de spécial.

Les *méninges* sont fortement hypérémiées et leurs veines, noirâtres, très-volumineuses, distendues de sang noir coagulé dans quelques points. Nulle part elles ne renferment de granulations ni de pus. — Elles n'ont d'autre lésion que l'hypérémie.

Dans les *yeux* je constate une dépigmentation de la choroïde, pas d'altération de la rétine et quelques caillots au niveau de la papille droite, moins apparente que la papille gauche. — Au microscope, je constate une notable sclérose du nerf optique, dont les éléments granuleux, couverts de fibrilles de tissu cellulaire, sont écartés par une couche conjonctive assez considérable.

FIG. 115. — *Tubercules de la protubérance. — Hémiplégie alterne. — Névro-rétinite. — Hémorrhagie rétinienne.*

Laurentine Ferrand, âgée de dix ans, entrée le 17 juin 1867 au n° 21 de la salle Sainte-Catherine, à l'hôpital des Enfants malades, service de M. Bouchut.

Cette enfant qui a eu des gourmes, des glandes, dont le père est mort de la poitrine, est malade depuis trois mois; elle a eu de fortes migraines, des vomissements, un peu de constipation. Un peu plus tard, sa main droite tremblait au point de ne plus pouvoir s'en servir et d'être obligée de manger avec la main gauche. Elle traînait la jambe droite en marchant et tombait souvent de ce côté. Elle a eu de la diplopie avec un peu de strabisme convergent, puis elle a parlé très-difficilement, avec une déviation de la bouche à droite, et bavait abondamment. Son intelligence est toujours restée intacte.

Etat actuel. — Enfant assez grande, un peu maigre. Hémiplégie incomplète à droite, bornée aux mouvements. L'enfant ne peut se tenir debout, et remue sa main droite d'une façon incoordonnée. Elle serre difficilement les objets. A la face, l'hémiplégie existe du côté gauche, et la déviation des lèvres se montre à droite.

L'œil gauche ne peut se fermer entièrement, est dévié en dedans, et est beaucoup plus volumineux et plus tendu que l'autre (hydrophthalmie). La conjonctive est insensible. A l'intérieur, la papille est peu distincte, voilée par une infiltration grisâtre; cependant ses contours sont encore visibles. Les artères rétiniennes sont peu apparentes, les veines assez dilatées, noirâtres, quelques-unes flexueuses, et sur la rétine, au côté externe de la papille, hémorrhagies à bords peu accusés, paraissant avoir 3 millimètres sur 2.

Le fond de l'œil droit ne présente aucune lésion. La vision est intacte et semble être la même dans l'œil gauche que dans l'œil droit.

Douleurs de tête assez vives, limitées au côté gauche; point de convulsions. Langue sale, légèrement déviée à droite; peu d'appétit, pas de vomissements, un peu de constipation; peau modérément chaude, pas de fièvre.

19 juin. — Eau de groseille; looch bl.; julep avec iodure de potassium, 50 centigrammes; frictions sur la tête avec la pommade de chlorhydrate d'ammoniaque, 5 grammes sur 30 grammes.

21 juin. — L'enfant a eu un vomissement, et, après une sorte de syncope avec pâleur du visage, résolution plus grande du côté droit du corps, un peu d'insensibilité, pas de mouvements convulsifs, et une perte de connaissance qui a duré une ou deux heures.

22 juin. — Ce matin, l'enfant est un peu plus accablée que de coutume, et le pouls un peu inégal, quelquefois intermittent (72 pulsations).

24 juin. — L'enfant n'a pas eu de nouvelle crise, et est retombée dans le même état qu'avant.

27 juin. — L'enfant est plus assoupie, parle moins et peut à peine avaler. Elle rejette immédiatement une partie de ce qu'elle prend; pas de vomissements, pas de garderobes. Le pouls extrêmement petit, faible, un peu irrégulier (76 pulsations).

Dans l'œil gauche, la diffusion de la papille a augmenté, et l'hémorrhagie, placée au côté externe, a en partie disparu.

9 juillet. — L'enfant est chaque jour plus accablée, parle plus difficilement, mais conserve encore un certain degré de connaissance. Son hémiplégie a beaucoup augmenté, et la paralysie de la cinquième, de la sixième et de la septième paire est dans le même état. La sensibilité commence à disparaître, et le pouls régulier est à 120. L'œil gauche est chaque jour de plus en plus malade, et il s'est fait une nouvelle hémorrhagie un peu à la partie inférieure, au niveau de l'embranchement d'un vaisseau. L'œil droit reste toujours parfaitement sain.

12 juillet. — Hier l'enfant a paru plus affaiblie, la paralysie du mouvement faisant des progrès, étant complète à droite et commençant à se produire à gauche. Malgré cela, l'intelligence restait presque entière. Les choses se sont aggravées peu à peu, et elle est morte ce matin.

Autopsie. — Les méninges sont un peu rouges et ne présentent point d'infiltration purulente.

Le cerveau paraît sain; mais, dans le ventricule gauche, il y a plus de sérosité que dans le ventricule droit, ses parois sont ramollies et, sur quelques points, réduites à l'état de bouillie blanchâtre pulpeuse. Les altérations visibles à l'œil nu sont concentrées dans la protubérance et dans le pédoncule extérieur gauche; ce pédoncule est un peu plus dur que l'autre et beaucoup plus volumineux.

Toute la protubérance est hypertrophiée; le pont de Varole a, du côté gauche, un centimètre et demi de longueur de plus que du côté opposé. En arrière, elle fait une saillie considérable du côté du cervelet, en soulevant de plusieurs centimètres le plancher du quatrième ventricule, dont la cavité forme ainsi une courbe très-prononcée à convexité supérieure. En avant, le tissu de la protubérance est blanc, résistant, élastique comme du caoutchouc, et, comme cette substance, résiste sous le scalpel.

En arrière, le plancher du quatrième ventricule étant ouvert, ce que l'on voit à la partie postérieure de la protubérance et du bulbe forme une masse grosse comme une petite noix, bosselée, molle, présentant une fausse fluctuation. Cette masse présente une couleur blanchâtre, violacée sur quelques points. Incisée dans sa longueur, on voit d'abord une couche jaunâtre pulpeuse, d'apparence ecchymotique, et formant une couche mince de bouillie que l'on pourrait prendre pour du sang altéré.

Au-dessous, le tissu de la protubérance et du bulbe est mollasse, ramolli sans diffluence, offrant plusieurs noyaux plus mous, rougeâtres, livides comme de la lie de vin, ce qui est dû à une vascularité plus grande. Nulle part il n'y a de tubercules.

La bandelette des nerfs optiques du côté gauche, jusqu'au chiasma, est un peu plus volumineuse que l'autre; du chiasma au globe de l'œil, ce nerf ne présente rien d'appréciable à l'œil nu. La septième paire ne paraît pas malade.

La moelle, vers le tiers supérieur, semble un peu altérée, et offre, dans les cordons antérieurs du côté droit, une teinte opaline grisâtre différente de la couleur blanche du tissu des cordons antérieurs du côté gauche.

Les poumons ne présentent pas de tubercules et sont le siége d'une congestion sanguine générale extrêmement prononcée.

Le foie paraît un peu plus volumineux que de coutume, et les reins sont fortement congestionnés.

Le nerf optique et la rétine ont été analysés par M. Ordonez, sous le microscope, et voici la note, qu'il m'a donnée :

J'ai examiné avec beaucoup d'attention les pièces ci-dessus mentionnées, et voici quel a été le résultat de mes recherches. Les capillaires sanguins de la protubérance sont en général très-injectés, mais très-particulièrement au niveau du sillon transversal qui sépare le bulbe crânien de la protubérance.

A ce niveau j'ai trouvé quelques branches capillaires où le sang était coagulé, et sur le trajet de celles-ci trois petits épanchements sanguins gros à peu près comme une tête d'épingle.

L'élément nerveux de la protubérance ne m'a rien fait voir de remarquable au point de vue histologique, mais j'ai pu constater la présence d'une grande quantité de matière amorphe interposée entre les tubes nerveux, coagulable par l'action de l'alcool et des acides, et tenant en parfaite dissolution une substance jaunâtre qui m'a paru être de l'hématosine. En effet, les préparations microscopiques dans lesquelles prédomine cette substance, traitées à différentes reprises par l'éther sulfurique, faisaient voir à la fin plusieurs petits groupes de granulations moléculaires d'un rouge orangé très-vif, en tout semblables aux granulations d'hématosine qu'on trouve autour des foyers apoplectiques ou dans les endroits où il a existé une stase sanguine prolongée.

En incisant la protubérance sur plusieurs points, j'ai trouvé un peu à droite, à une profondeur de 3 à 4 millimètres, deux granulations tuberculeuses grosses, l'une comme une grosse tête d'épingle, l'autre, plus petite, entourée d'un fin réseau capillaire.

En étudiant attentivement ces granulations, il était facile de s'assurer que le point de départ de la tuberculisation était la membrane adventive des vaisseaux autour de laquelle s'était produite une hypergenèse considérable de noyaux embryoplastiques dont la plupart ont subi la régression graisseuse et constituant ainsi deux granulations tuberculeuses. Les éléments anatomiques qui se trouvaient au centre de ces granulations avaient perdu leurs caractères distinctifs de forme et de volume, mais à mesure qu'on approchait de la périphérie on arrivait à reconnaître sans peine les noyaux embryoplastiques à différentes périodes de la régression graisseuse. L'éther sulfurique et le chloroforme dissolvaient la plus grande partie de la masse tuberculeuse, et par le refroidissement il se formait des cristaux de cholestérine, de margarine et des granulations de carbonate et de phosphate de chaux et de magnésie. Quelques principes gras restaient encore indéterminés.

Le nerf optique du côté gauche présente en effet une vascularisation plus considérable qu'à l'état normal; je n'ai rien trouvé de remarquable dans sa structure.

J'ai constaté la présence de quatre petits foyers hémorrhagiques le long de quelques vaisseaux rétiniens, et l'infiltration, entre les éléments de cette membrane, d'une grande proportion de matière amorphe transparente, coagulable par l'action des acides et de l'alcool.

Réflexions. — Quand on réfléchit attentivement à l'ensemble des phénomènes cliniques et des lésions observés chez cette enfant, on voit qu'il était difficile de ne pas arriver promptement au diagnostic d'une maladie de la protubérance annulaire. L'hémiplégie alterne, la paralysie de la sixième paire et d'une branche de la cinquième, l'inflammation du nerf optique rendaient au moins le fait très-probable.

Chez cette malade l'intelligence est restée intacte jusqu'au dernier moment de la vie, ainsi que les organes des sens. A part de la céphalalgie limitée à gauche, quelques vomissements au début du mal et de la constipation, tous les phénomènes morbides étaient de forme paralytique. Ainsi elle présentait :

Paralysie de la branche ophthalmique de la cinquième paire gauche, donnant lieu à l'insensibilité de la conjonctive à gauche.

Paralysie de la sixième paire gauche, donnant lieu à du strabisme convergent et à de la diplopie.

Paralysie de la septième paire gauche produisant l'abolition du mouvement dans le côté gauche de la face.

Enfin, hémiplégie incomplète bornée au côté droit du corps et n'occupant pas la face de ce côté, ce qui, avec l'hémiplégie faciale gauche, occasionnait une hémiplégie alterne.

De pareils désordres devaient faire songer à la présence d'un tubercule de la protubérance en avant de l'entre-croisement des fibres des pédoncules cérébraux d'où sort le nerf facial, et ensuite que ce tubercule était entouré d'un certain degré d'encéphalite.

L'autopsie a bien révélé l'existence d'une maladie de la protubérance, mais au lieu d'une affection tuberculeuse c'était une encéphalite chronique avec induration fibro-plastique énorme, formant une véritable tumeur du mésocéphale, et comprimant l'entrée du facial dans le rocher. Comme lésion, c'est là un fait des plus rares qu'on puisse rencontrer.

Maintenant, au point de vue séméiotique oculaire, ce fait est non moins intéressant à étudier. D'abord il montre une lésion bornée à l'œil gauche, correspondant au côté de l'encéphale qui est malade. Dans cet œil il y a hydrophthalmie, névrite optique très-caractérisée, et une hémorrhagie de la rétine, que beaucoup de personnes ont pu examiner, qui a été dessinée et qu'on a vue ensuite se résorber par degrés sans laisser trace apparente de son siége. Plus tard, une nouvelle hémorrhagie se produit à la bifurcation d'un vaisseau, et elle disparaît à son tour. Enfin, c'est une diffusion complète de la papille qui existe au moment de la mort, de manière à ne laisser voir qu'un fond rouge un peu grisâtre au centre, d'où partent des vaisseaux rayonnants.

Une dernière particularité enfin. La mort ayant eu lieu une heure avant celle de la visite, j'ai pu encore, à ce moment, examiner les yeux à l'ophthalmoscope et les faire examiner aux assistants. Ce fut une occasion de faire constater la vérité des nouveaux signes immédiats de la mort que j'ai fait connaître et qui sont : la disparition du réseau capillaire choroïdien par suite de la cessation du cours du sang, la disparition des artères rétiniennes, l'interruption de la colonne sanguine des veines, et enfin l'opalescence de la rétine produisant la coloration grise plombique du fond de l'œil dans laquelle il est impossible de distinguer la papille.

Fig. 116. — *Névro-rétinite avec étranglement du nerf optique dans l'encéphalite aiguë. — Paralysie de la sixième paire.*

R..., âgée de cinq ans, a, depuis un mois, de la céphalalgie, des vomissements incessants, de la constipation, de l'insomnie et des cris continuels. Depuis huit jours, strabisme convergent gauche.

A son entrée à l'hôpital, les vomissements ont cessé et elle va à la garderobe naturellement. Elle est somnolente, agacée, n'a pas de soupirs ni de grincements de dents; elle a 38°,2 et le pouls irrégulier (80), sans paralysie du mouvement ni de la sensibilité.

Les deux nerfs optiques sont malades, celui du côté droit plus que celui du côté gauche.

Les papilles sont gonflées, entièrement effacées, voilées par une infiltration rouge grisâtre aussi foncée que le fond choroïdien, et entourée d'une demi-teinte grisâtre incarcérant le contour du nerf. Dans cette exsudation, il y a de petites hémorrhagies et quelques points blancs miliaires allongés. Les artères sont invisibles et les veines du centre de la papille très-voilées; il y a de nombreuses petites veinules et, sur le trajet de plusieurs d'entre elles, de petites hémorrhagies.

Chaque jour, le fond de l'œil changeait d'apparence, les hémorrhagies ont disparu, l'exsudat s'est résorbé ainsi que les taches blanches et la papille a reparu voilée ou un peu confuse. Le strabisme a cessé et l'enfant est sortie guérie.

Fig. 117. — *Tumeur des pédoncules cérébraux. — Névro-rétinite.*

Fritz, sept ans. Cette enfant, entrée le 20 octobre 1873 dans le service de M. Bouchut, en est sortie le 2 novembre suivant :

Elle était malade depuis plusieurs années, et, progressivement, après de grands maux de tête, il lui était survenu du strabisme divergent et une paralysie alterne incomplète, droite à la face et gauche dans le bras et dans la jambe.

A son arrivée, strabisme divergent de l'œil droit avec dilatation de la papille; légère déviation de la commissure labiale gauche.

Le bras gauche est incomplétement paralysé et offre de la contracture dans le pouce et l'index. — La jambe de ce côté traîne un peu et ne peut supporter le corps. — L'enfant boite en marchant, elle peut tenir assez longtemps debout. Pas de trouble de la sensibilité ni de troubles visuels. L'appétit est bon et l'état général excellent.

Dans les deux yeux, à l'ophthalmoscope, on trouve la papille gonflée, rouge grisâtre, à contours diffus peu visibles et couverts par une infiltration œdémateuse évidente. Les artères sont invisibles et les veines tortueuses, très-larges, entièrement dilatées et remplies de stases veineuses.

PLANCHE XIV[1]

Fig. 118. — *Névrite optique.*

M. Z..., cinquante-deux ans, lieutenant; myélite chronique et paraplégie, lésion cérébrale consécutive ayant produit l'affaiblissement des facultés intellectuelles.

Fig. 119. — *Névro-rétinite et anévrysmes des artères de la rétine.*

J..., trente-huit ans, médecin; périencéphalite diffuse datant de trois mois, caractérisée par le délire ambitieux, l'embarras de la parole et la faiblesse des membres inférieurs.

Fig. 120. — *Hémorrhagie de la papille et staphylôme postérieur. — Exsudats graisseux de la rétine. — Pigment choroïdien.*

T..., soixante-neuf ans; périencéphalite diffuse datant de sept années. — Dessin fait deux jours avant la mort par émaciation.

Fig. 121. — *Staphylôme postérieur et trois plaques d'exsudat choroïdien.*

E..., quarante-quatre ans; périencéphalite diffuse datant de deux ans; ayant eu de nombreuses attaques congestives.

Fig. 122. — *Névrite optique cachant la papille sous un piqueté rouge abondant. — Plaques laiteuses de la rétine. — Hémorrhagies rétiniennes. — Pigment choroïdien.*

L..., soixante-six ans; périencéphalite diffuse à la dernière période, caractérisée par la manie chronique avec embarras de la parole, la paralysie incomplète des membres inférieurs, l'incontinence fécale et urinaire.

Fig. 123. — *Staphylôme postérieur et papille peu visible. — Veines et artères tortueuses.*

R..., trente-sept ans, officier; périencéphalite diffuse datant de trois ans. Sept attaques congestives.

1. D'après des dessins communiqués par M. le docteur Chéron.

ATLAS D'OPHTHALMOSCOPIE MÉDICALE ET DE CÉRÉBROSCOPIE.

PL. XIV.

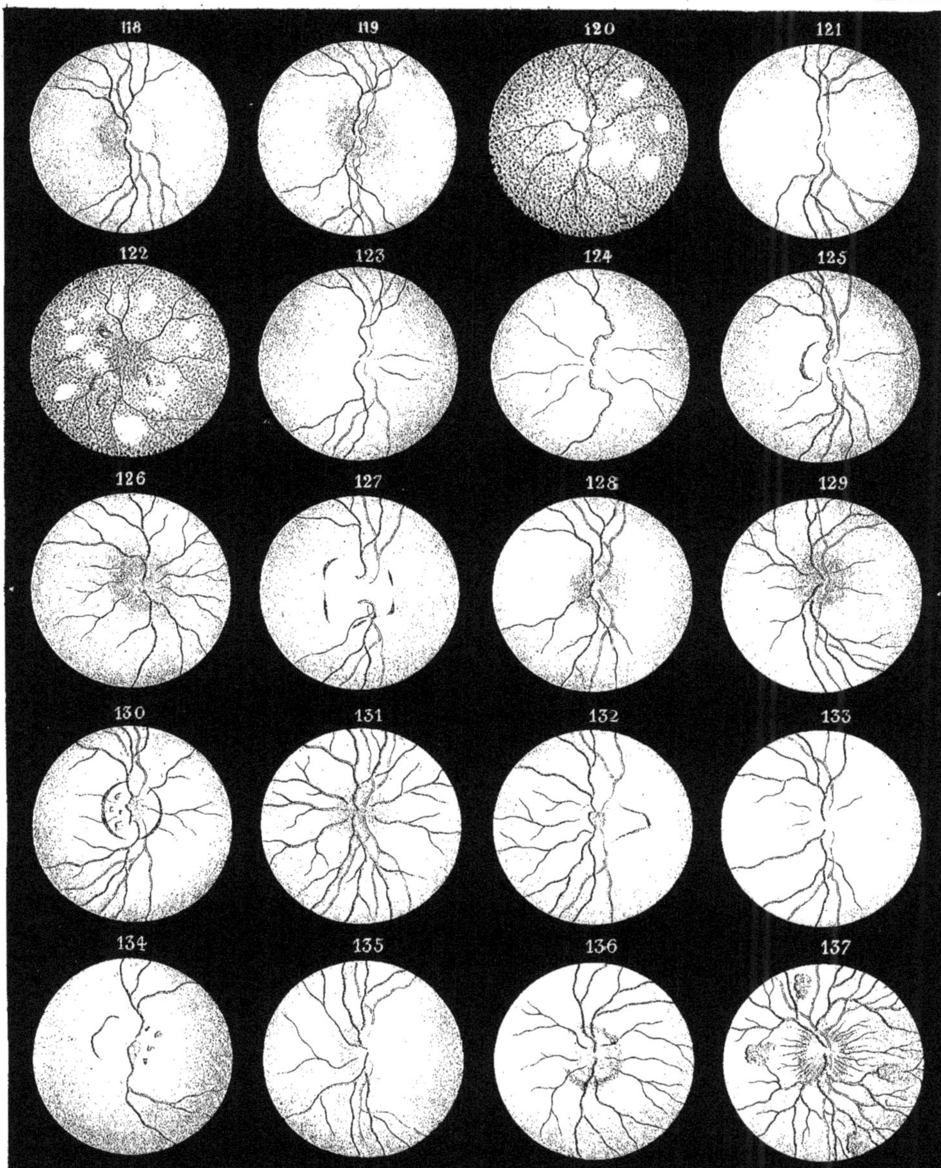

Dessiné par E. Bouchut. Imp. Becquet. Paris. Lith. par Karmanski.

PÉRENCÉPHALITES DIFFUSES AVEC PARALYSIE GÉNÉRALE _ ÉPILEPSIE _
HÉMORRHAGIE CÉRÉBRALE ET TUBERCULOSE.

LIBRAIRIE J. B. BAILLIÈRE & FILS À PARIS.

Fig. 124. — *Staphylôme postérieur dans lequel on voit la trace de la papille. — Varices rétiniennes. — Artères invisibles.*

J. B..., trente-neuf ans, rentier; périencéphalite diffuse avec embarras de la parole, tremblement des mains, titubation et manie ambitieuse.

Fig. 125. — *Staphylôme postérieur. — Papille peu visible, avec tache pigmentaire énorme. — Varices rétiniennes.*

G..., vingt-sept ans; affecté de périencéphalite diffuse, parle difficilement, marche avec peine, et a du délire ambitieux et de la manie érotique.

Fig. 126. — *Névro-rétinite constatée seize jours après une congestion cérébrale dans une périencéphalite diffuse datant de deux ans et demi.*

T..., cinquante-neuf ans, périencéphalite diffuse caractérisée par l'embarras de la parole et le tremblement de la langue, la monomanie des grandeurs et une grande faiblesse des membres.

Fig. 127. — *Staphylôme postérieur et excavation papillaire rendant la papille invisible. — Les vaisseaux semblent brisés au centre. — Dépôt de pigment autour du staphylôme.*

L. R..., cinquante-deux ans, atteint de périencéphalite diffuse depuis trois ans, marche avec peine, parle difficilement et a un délire ambitieux très-prononcé.

Fig. 128. — *Névro-rétinite.*

J..., quarante-huit ans. Cet homme, épileptique depuis quinze ans, est aujourd'hui en démence.

Fig. 129. — *Névro-rétinite.*

A. L..., vingt-neuf ans, atteint d'épilepsie violente, avec attaques très-fréquentes, et de démence depuis huit ans.

Fig. 130. — *Atrophie papillaire. — Papille entourée de pigment. — Grosses hémorrhagies au centre et petites hémorrhagies à la circonférence.*

N..., cinquante-cinq ans, atteint d'épilepsie depuis trois ans, sous forme d'attaques violentes et prolongées.

Fig. 131. — *Névro-rétinite. — Énorme dilatation et multiplication des veines à droite, peu marquée à gauche.*

P..., quarante ans, halluciné, maniaque (manie ulaire), atteint d'hémorrhagie cérébrale à droite, ayant produit une hémiplégie à gauche.

Dessin fait quarante-cinq jours après l'accident.

Fig. 132. — *Staphylôme postérieur entouré de pigment. — Papille peu visible avec hémorrhagie au centre.*

R. de B..., cinquante-sept ans, atteint de périencéphalite diffuse depuis sept ans, aujourd'hui caractérisée par la paralysie générale, le tremblement de la langue avec embarras de la parole et la démence.

Fig. 133. — *Névro-rétinite partielle.*

D..., soixante et un ans, affecté depuis longtemps de démence et de ramollissement spinal lombaire avec paraplégie.

Fig. 134. — *Staphylôme postérieur avec hémorrhagies de la papille. — Dépôt de pigment.*

F..., cinquante-quatre ans, affecté de périencéphalite diffuse, caractérisée par le délire ambitieux, l'embarras de la parole, la paralysie incomplète des membres inférieurs, le tremblement des mains, etc.

Fig. 135. — *Atrophie d'une moitié de la papille et infiltration sanguine de l'autre moitié.*

Ch..., soixante ans; périencéphalite diffuse avec perte de la vue et impossibilité de marcher, datant de sept ans. Pas d'attaque congestive depuis deux ans.

Fig. 136. — *Névro-rétinite avec exsudat péripapillaire et artères invisibles dans un cas de tuberculose générale suivie de méningite.*

Marie R..., sept ans (service de M. Bouchut), malade depuis plusieurs mois par bronchite chronique avec consomption; elle fut prise de vomissements avec constipation, de somnolence avec soupirs, enfin de coma avec contracture suivi de mort.

Fig. 137. — *Hypérémie papillaire, et autour de la papille dilatation des veines et apparition des veinules papillaires. — Hémorrhagies rétiniennes dans un cas d'hémorrhagie cérébrale.*

Bar..., âgé de soixante-deux ans, frappé tout à coup d'hémiplégie gauche complète, avec perte de connaissance et coma, avec ronflement continu d'expiration. Mort au bout de trois jours.

BIBLIOTHÈQUE NATIONALE RF IMPRIMÉS

FIN.

PARIS. — IMPRIMERIE DE E. MARTINET, RUE MIGNON, 2.

www.ingramcontent.com/pod-product-compliance
Ingram Content Group UK Ltd.
Pitfield, Milton Keynes, MK11 3LW, UK
UKHW031850260826
14628UKWH00002B/695

9 782014 114232